Salvatore Alessio Messina

Shen, Tui Na, Qi Gong

Tui Na, Qi Gong e Tai Ji Quan nel sostegno ad una sindrome psicotica

Edizioni Accademiche Italiane

Impressum / Stampa
Bibliografische Information der Deutschen Nationalbibliothek: Die Deutsche Nationalbibliothek verzeichnet diese Publikation in der Deutschen Nationalbibliografie; detaillierte bibliografische Daten sind im Internet über http://dnb.d-nb.de abrufbar.

Informazione bibliografica pubblicata da Deutsche Nationalbibliothek (Biblioteca Nazionale Tedesca): la Deutsche Nationalbibliothek novera questa pubblicazione su Deutsche Nationalbibliografie. Dati bibliografici più dettagliati sono disponibili in internet al sito web http://dnb.d-nb.de.

Coverbild / Immagine di copertina: www.ingimage.com

Verlag / Editore:
Edizioni Accademiche Italiane
ist ein Imprint der / è un marchio di
OmniScriptum GmbH & Co. KG
Heinrich-Böcking-Str. 6-8, 66121 Saarbrücken, Deutschland / Germania
Email / Posta Elettronica: info@edizioni-ai.com

Herstellung: siehe letzte Seite /
Pubblicato: vedi ultima pagina
ISBN: 978-3-639-65954-2

Sommario

1. Premesse

Il presente lavoro è nato come tesi di diploma del corso di Tui Na di Scuolatao Bologna, e della tesi mantiene le caratteristiche. Sono state eseguite alcune modifiche per la pubblicazione finale ma non si è voluto cambiare l'impianto accademico del lavoro.

Il campo degli Shen in Medicina Tradizionale Cinese è estremamente vasto ed articolato, e l'aspetto emozionale è centrale in generale nell'approccio eziologico e sindromico. Come dice il *Ling Shu* al cap. VIII, nella citazione forse più famosa dei classici della Medicina Cinese "Tutte le malattie hanno la loro radice nello Shen".

In questo caso si è delimitato il campo di analisi e la trattazione al sostegno verso alcune sintomatologie in un caso di psicosi. Il trattamento Tui Na e le tecniche corporee sono state alcune delle metodiche utilizzate, al pari di altre, quali l'omeopatia, la floriterapia secondo Bach, la psicoterapia e le integrazioni alimentari.

Va sottolineato nel caso presentato l'intervento di uno psichiatra omeopata, il dott. Federico Allegri che ha collaborato alla revisione degli argomenti di psichiatria classica.

Omeopatia e medicina cinese in sinergia restano comunque gli approcci attualmente utilizzati, mentre è stata abbandonata la psicoterapia in quanto non venivano conseguiti risultati apprezzabili.

2. Lo Shen in MTC

«Ciò che lo Yin/Yang non può sondare, sono gli spiriti»
Xici o Grande Commentario del Libro delle Mutazioni, redatto verso il IV-III secolo a.C.

Lo Shen nella cultura cinese è un concetto estremamente vasto e complesso, che spazia dalla filosofia alla medicina. Le pagine che seguono non intendono essere una trattazione esaustiva sul tema, quanto un inquadramento generale finalizzato all'argomento della tesi.

Non avendo conoscenza della lingua cinese, ci si è basati su traduzioni e commenti degli autori più accreditati.

2.1 Filosofia e medicina

Le accezioni nelle quali si articola il concetto di Shen secondo Bernini possono essere schematizzate in tre macro concetti[1]:

- Manifestazione esterna delle funzioni interne del corpo sia in senso fisiologico che patologico (lo Shen visibile negli occhi, nel comportamento, nelle manifestazioni fisiologiche).
- Coscienza, pensiero e sensazioni, in una visione unitaria e complessiva degli aspetti emotivi e spirituali e che in quanto tale trascende le categorie solitamente utilizzate dal pensiero occidentale con l'eccezione di alcuni approcci di tipo "olistico".
- Forza della natura creante e motivante, responsabile delle trasformazioni del mondo fenomenico.

Una visione simile è rappresentata dal prof. Lan Fengli dell'Università di Shangai[2]:

---

[1] Cfr. Attilio Bernini, Dispense del corso di Tui Na di ScuolaTao, *Emozioni e stress*, 2011

[2] Lan Fengli, *Understanding Shen in Classical Chinese Texts*, Convegno "Shen: interculturality and psychotherapy", Vienna 10-13 giugno 2010,

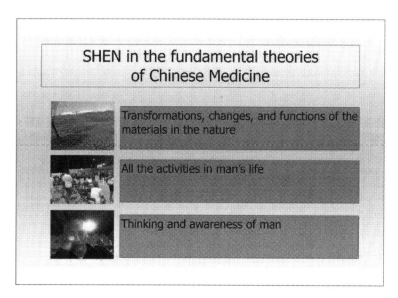

Figura 1: Lo Shen nelle teorie fondamentali della Medicina Cinese secondo Lan Fengli (nostra rielaborazione)

("Lo Shen nelle teorie fondamentali della Medicina Cinese:
* *Trasformazioni, cambiamenti e funzioni dei materiali nella natura*
* *Tutte le attività della vita dell'uomo*
* *Pensiero e coscienza dell'uomo")*

Nell'inquadramento di Rochat de la Vallée[3] i capisaldi possono essere così schematizzati:

<u>Nella cultura cinese:</u>
* Anticamente designava l'altare degli spiriti antenati e gli spiriti stessi che si manifestavano durante i sacrifici.
* Il significato evolve quindi in "spiriti degli antenati e spiriti della natura", potenze che stanno "in Cielo" e che esercitano un potere "in basso" sui loro discendenti. Sono gli "spiriti del Cielo" in opposizione a *Gui*, "spiriti della Terra". Sono dunque l'animazione celeste in ogni essere.

http://www.ipcm-vienna.at/wp-content/uploads/2010/06/Understanding-SHEN-in-Classical-Chinese-Texts11.pdf

[3] Èlisabeth Rochat de la Vallée, *Le 101 nozioni chiave della medicina cinese*, Red Edizioni, 2011

- Controllano nell'uomo tutti i movimenti della sua psicologia e della sua fisiologia.
- Il significato preciso dipende sempre dal contesto e dagli altri termini a cui è associato.

In medicina cinese
- Come esterni agli esseri sono le potenze "cosmiche, celesti, originarie"; in quest'ultima accezione si veda più avanti la definizione di *yuan shen*. Sono le stesse potenze che si rendono presenti nel corpo umano e che animano fin dallo stadio fetale.
- Apportano quindi luce, intelligenza, facoltà di comprendere (*shen ming*).
- In quanto uno dei cinque spiriti (*wu shen*) possono rappresentare le facoltà del Cuore, e quindi l'equilibrio affettivo e mentale.
- Si può quindi affermare che gli *shen* sono i soffi corretti dell'uomo e che qualsiasi trattamento deve andare fino agli spiriti.

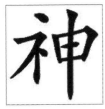

Figura 2:
Ideogramma Shen

L'ideogramma Shen è composto da due caratteri, il primo a sinistra è il radicale 113 il cui significato è mostrare, manifestare. Nella parte superiore le due linee sono l'antica forma del carattere Shang (alto). Rappresenta quindi una "manifestazione dall'alto". Il carattere Shen significa esprimere, far conoscere; rappresenta due mani che tendono una corda. Gli spiriti sono quindi potenze superiori che mostrano e manifestano la Via[4].

Un ulteriore aspetto fondamentale nella visione cinese è il rapporto che il termine assume rispetto alla visione generale dell'individuo e del suo agire, e che può essere collegabile al concetto di "nutrire la vita"[5]; e quindi il

---

[4] Cfr. Massimo Muccioli, Margherita Piastrelloni, *Gli Shen*, dispense, ScuolaTao 1999

[5] Cfr. E. Rossi, Shen – Aspetti psichici nella medicina cinese: i classici e la clinica contemporanea. Casa Editrice Ambrosiana, 2002, cap. 1 Seguire il Dao e nutrire la vita

comportamento dell'uomo è una chiave centrale per inquadrare il suo rapporto con gli Shen e la loro presenza nell'organismo.

È quindi evidente da un lato che il termine indica un complesso di significati trasversali a medicina e filosofia cinesi e dall'altro che racchiude, per l'aspetto più specificamente medico, una complessità di elementi e di variabili che incidono sullo stato complessivo di salute dell'individuo e sul suo rapportarsi con il mondo esterno, determinato anche dalle forze "superiori"che plasmano la persona[6]. "Tutte le malattie hanno la loro radice nello Shen", ma soprattutto un disordine dello Shen significa innanzitutto un'alterazione appunto delle capacità di equilibrio affettivo e mentale.

Questo ultimo ambito è quello di pertinenza della presente tesi e sarà quindi l'ambito preferenziale di riferimento nei ragionamenti che seguono, pur tenendo presente l'inevitabile ricaduta sull'intero organismo di un mutato equilibrio di tipo psico-emozionale. In questa prospettiva si vuole quindi sottolineare sia la dimensione "trasversale" vista negli autori considerati che il richiamo alle potenze celesti, ed il rapporto con quelle "terrestri" come vedremo più avanti.

Si vuole però sottolineare come questo rapporto uomo/Shen abbia un contenuto non conoscibile, nascosto, esoterico, come recita la citazione di apertura; "a livello dello *yin* e dello *yang* siamo al livello del due, di ciò che può essere percepito ed analizzato, mentre con gli spiriti siamo a livello dell'uno, dell'unità originale al di là dello *yin* e dello *yang*"[7]. Va quindi attentamente considerata anche una dimensione "altra" un livello "celeste" che influenza la vita dell'uomo e che può essere in qualche misura rappresentato dal Cielo anteriore e dai suoi riflessi innati nella persona ma per certi versi non è interamente compreso in quel concetto.

Dato il campo di analisi, è fondamentale soffermarsi sul concetto prima accennato di *shen ming*, che può essere tradotto come "intelligenza

---

[6] "Shen rappresenta l'aspetto celeste, mentale, animico e spirituale che determina l'incarnazione dell'individuo che viene alla vita e in esso si incarna" Carlo Moiraghi, *Il libro della medicina cinese*, Fabbri editori, 2004

[7] Èlisabeth Rochat de la Vallée, *Zhi, Yi, Shen, Jing Shen, Shen Ming Le Emozioni*, I Quaderni di ScuolaTao, 2012

spirituale"[8]. Nella nostra prospettiva, questo concetto focalizza la capacità di distinguere, comprendere; gli spiriti del Cielo illuminano la via, permettono la comprensione, la conoscenza, il comportamento corretto. In questa accezione ritorna inoltre il tema del comportamento dell'uomo ("All the activities in man's life") nel suo rapporto con gli Shen, le sue scelte, le sue pratiche di "nutrire la vita", in un rapporto bidirezionale nel quale gli spiriti permeano l'azione dell'uomo e quest'ultima permette l'accoglimento o meno degli spiriti stessi nel suo organismo: "Nel corpo,la presenza degli spiriti è il risultato del fatto che si è tenuta una giusta condotta di vita grazie ad un Cuore illuminato"[9]. Maciocia lo inquadra come "vigore", "vitalità", "iniziativa"[10].

2.1 Fisiologia dello Shen in Medicina Cinese

Lo Shen è uno dei "tre tesori". "Il corpo custodisce e possiede tre tesori grazie ai quali la vita può sussistere, dispiegare e svolgersi. Questi tre tesori sono il *jing*, il *qi* e gli *shen*"[11]. I legami tra i tre tesori sono forti ed indissolubili, regolati da precise regole funzionali e da complementarità e interdipendenza:, soprattutto considerando le loro trasformazioni: "Non può esistere una vita completa senza queste tre cose insieme"[12]. I tre tesori possono essere considerati anche come tre diversi stati di condensazione del Qi[13]. Una rappresentazione grafica dell'interdipendenza viene fatta nell'ambito del

---

[8] Èlisabeth Rochat de la Vallée, *Le 101 nozioni chiave della medicina cinese*, Red Edizioni, 2011

[9] Ibidem

[10] Giovanni Maciocia, *I fondamenti della medicina cinese*, Elsevier Masson, 2007

[11] Massimo Muccioli, Margherita Piastrelloni, *Gli Shen*, dispense, ScuolaTao 1999

[12] Èlisabeth Rochat de la Vallée, *Zhi, Yi, Shen, Jing Shen, Shen Ming Le Emozioni*, I Quaderni di ScuolaTao, 2012

[13] Giovanni Maciocia, *I fondamenti della medicina cinese*, Elsevier Masson, 2007

convegno "Shen: interculturality and psychotherapy", tenutosi a Vienna nel giugno 2010[14]:

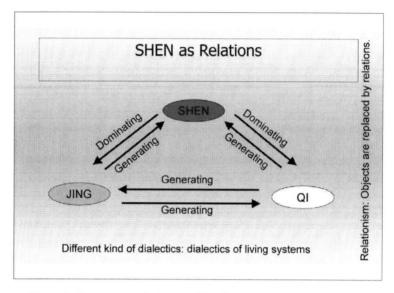

SHEN as Relations

Relationism: Objects are replaced by relations.

Generating

JING   Generating   QI

Different kind of dialectics: dialectics of living systems

Figura 3: Shen come relazione tra i Tre Tesori (nostra rielaborazione)

("4. Un esempio: Shen come relazione
Lo Shen domina Jing e Qi dai quali è generato; questi ultimi si generano a vicenda)

In fisiologia lo shen può essere considerata una sostanza, una forma di condensazione dell'energia[15], la più rarefatta, sottile e "yang" delle tre, più impalpabile ed eterea rispetto alle altre sostanze; Jing e Qi ne formano la base fisica, poiché lo Shen discende dal Cielo anteriore ma anche dall'acquisito del Cielo posteriore. Da un lato quindi se Jing e Qi sono fiorenti lo Shen lo sarà di conseguenza, dall'altro è forte il legame soprattutto con il

---

[14] Fritz Wallner, Lan Fengli, Zhang Lishan, *SHEN:Relations Instead of Substance* 神――是关系而非物质 Convegno "Shen: interculturality and psychotherapy", Vienna 10-13 giugno 2010 http://www.ipcm-vienna.at/wp-content/uploads/2010/06/Shen-Relations-Instead-of-Substance.pdf

[15] Massimo Muccioli, Margherita Piastrelloni, *Gli Shen*, dispense, ScuolaTao 1999

Jing, come recita il *Ling Shu*: "Quando i due Jing si combinano, questo si chiama Shen". Nel momento dell'unione delle due essenze Jing materna e paterna si ha quindi la precondizione per l'accoglimento degli Shen[16]; è un percorso energetico nel quale i due Jing formano Yuan Jing che a sua volta genera Yuan Qi e quest'ultima Yuan Shen. Non ci soffermiamo qui su questi concetti, che renderebbero prolissa la trattazione: serve notare il processo di generazione con il peso della parte innata riconducibile al Cielo anteriore.

Un ulteriore elemento che testimonia il legame molto stretto tra Jing e Shen è il concetto di *Jing Shen*, traducibile con "spiriti vitali" e strettamente correlata al concetto prima analizzato di Shen Ming. Jing Shen rappresenta un ulteriore articolazione della combinazione della dotazione originaria combinata con il buon comportamento, è la costruzione della realtà del suo essere per mezzo dei due elementi citati. Le essenze rendono l'uomo diverso dagli altri esseri viventi e tramite queste può accogliere gli spiriti del cielo e trarne beneficio.[17] Per Rochat de la Vallée[18] il concetto stesso sottolinea l'indissociabilità di Jing e Shen, una connessione che vedremo sembra essere confermata anche da altre prospettive.

Per Maciocia rappresenta piuttosto l'interazione tra il corpo e la mente[19] anche se la definizione sembra limitativa per quanto utile operativamente. Altri autori, in un contesto riferito alle turbe neurologiche, lo inquadrano come nella tabella che segue[20]:

---

[16] Ibidem

[17] Èlisabeth Rochat de la Vallée, *Le 101 nozioni chiave della medicina cinese*, Red Edizioni, 2011

[18] "L'espressione «essenze-spiriti» jingshen designa lo spirito vitale dell'uomo; nell'uomo, infatti, gli spiriti (shen) sono indissociabili dalle essenze (jing)" in Èlisabeth Rochat de la Vallée, *La nozione di spiriti nei grandi testi di medicina cinese*, http://www.elisabeth-rochat.com/docs/27_spiriti.pdf.

[19] Giovanni Maciocia, *I fondamenti della medicina cinese*, Elsevier Masson, 2007

[20] Carlo Di Stanislao, Domenico Testa, *Riflessioni e note su alcune turbe neurologiche in M.T.C.* - La Mandorla rivista della società italiana di Agopuntura Anno II n. 6 - Agosto 1998, http://www.agopuntura.org/html/mandorla/rivista/numeri/Agosto_1998/neurolo gia_1.htm ;

1. Zheng Shen: l'attività vitale, lo stato di salute, la cenestesi (è connessa con il polso, lo sguardo, la lingua, ecc.).
2. Yuan Shen : lo Shen primordiale, l'attività istintiva ed inconscia.
3. Jing Shen: Attività di relazione. Regole del vivere sociale, buona educazione. Viene definito super-Io.

Pur non essendo sondabili da Yin e Yang, agli Shen vengono attribuite come visto caratteristiche Yang; potrebbero quindi fuggire dal corpo (nel qual caso terminerebbe la vita), o quantomeno divenire instabili; per questo si legano e si ancorano al corpo tramite lo Yin e soprattutto il sangue, sostanze più dense che gli garantiscono comunque una buona circolazione,dato che la presenza degli Shen nel corpo è ubiquitaria. Sono accolti e risiedono nel Cuore che governa appunto il sangue e controlla i vasi sanguigni. Gli Shen si articoleranno comunque in Anime psichiche, cinque aspetti spirituali che risiedono nei cinque organi Yin (cfr. più avanti), ma la funzione del Cuore resta al di sopra di tutto governando corpo e mente. "Il Cuore controlla tutte le attività mentali dello *shén* ed è responsabile dell'insight e della consapevolezza (cosa che non hanno gli altri Organi) ed è per questo motivo che è definito *L'imperatore* degli Organi Interni ed è anche chiamato la *radice della vita* come nel Capitolo 9 del *Su Wen*"[21].

Le funzioni degli Shen sono fondamentali, di mantenimento della vita in generale, e collegate specificamente alle funzioni di tipo intellettivo, spirituale, di coscienza: relazione con gli altri, affettività, vigilanza, concentrazione, elaborazione dei pensieri e delle idee; fantasia, all'intuizione, ai ragionamenti, alla saggezza, in una parola all'equilibrio psichico complessivo. I sensi e gli organi di senso dipendono dagli Shen, in quanto la loro natura yang li indirizza verso l'alto e la superficie, consentendo così di tenere aperti occhi

---

http://www.agopuntura.org/html/mandorla/rivista/numeri/Agosto_1998/neurolo gia_2.htm

[21] Giovanni Maciocia, *I fondamenti della medicina cinese*, Elsevier Masson, 2007

ed orifizi. In particolare illuminano lo sguardo, consentendo di vederne lo stato in base alla luce che gli occhi emanano[22].

Per avere un raffronto "interdisciplinare" delle due componenti fondamentali sulle quali ci si è soffermati (l'aspetto innato del Jing ed il corretto comportamento che nutre lo Shen) è interessante leggere quanto scrive l'omeopata Salvatore Coco: " Il punto di partenza per comprendere l'Omeopatia è considerare che l'uomo vive un'unità psicofisica rappresentata dalla sintesi di due elementi fondamentali:

- L'eredità costituzionale, espressa attraverso il DNA dei geni contenuti nei cromosomi.
- Il modo di vivere (educazione ricevuta, alimentazione, norme igieniche, respirazione, ambiente, esercizio fisico e mentale)"[23]

Probabilmente proprio questa "unità psicofisica" è la chiave per comprendere e sintetizzare i ragionamenti molto articolati dei classici di Medicina Cinese.

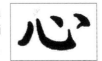

Figura 4: Ideogramma Xin - Cuore

L'ideogramma stesso del Cuore, con la sua forma aperta verso l'alto indica la necessità di un'apertura verso la discesa degli Shen, apertura che può essere perseguita valorizzando il Jing (l'eredità genetica secondo la visione occidentale) con un corretto "modo di vivere".

2.2 I cinque Shen

Cinque, come i Movimenti, gli Organi Zang, le Quattro Direzioni più il Centro. In breve, dal punto di vista della cultura cinese, è la rappresentazione dell'organizzazione della Vita, la suddivisione delle sue qualità[24]. Al di là dei significati filosofici, l'articolazione degli Shen nelle cinque tipologie correlate ai diversi Organi ha però un'importanza centrale nello specifico campo dei

---

[22] Cfr. Carla Larini, Dispense del corso di Tui Na di Scuolatao, *Shen*, 2008 e Massimo Muccioli, Margherita Piastrelloni, *Gli Shen*, dispense, ScuolaTao 1999

[23] Salvatore Coco, *Omeopatia. Conoscersi, curarsi, guarire*, Anima Edizioni, 2010

[24] Cfr. Èlisabeth Rochat de la Vallée, *Le 101 nozioni chiave della medicina cinese*, Red Edizioni, 2011

disturbi psichici, con particolare riferimento a Hun e Po. Il Maciocia preferisce tradurre Shen con "Mente"[25] in una griglia che differenzia le funzioni delle diverse tipologie di anime psichiche correlate ai diversi organi, riservando la nozione di "Spirito" al complesso formato dalle cinque diverse anime psichiche. L'impostazione, al di là degli aspetti filologici, può però essere utile per meglio rappresentare la complessità degli Shen ed il loro articolarsi anche da un punto di vista eziologico.

2.2.1 Shen del Cuore: il centro di comando

Quanto detto finora riferisce dello Shen in generale, che è uno degli Shen ma ne è soprattutto la somma. Il Cuore è l'imperatore, dal suo squilibrio si possono verificare gli stati di disarmonia psichica più seri, dirige come abbiamo detto tutte le attività di coscienza, intelligenza, spirito. La definizione di "Mente" del Maciocia in questo quadro può apparire limitante, ma sembra orientata più ad articolare il concetto stesso di Shen nelle sue diverse componenti degli altri organi piuttosto che a delimitare quello di pertinenza del Cuore.

---

[25] "In questo testo traduco con *shén* Mente, riservando *Spirito* al complesso di *hùn* (Anima Eterea), *pò* (Anima Corporea), *yì* (Intelletto), *zhì* (Volontà) e *shén* (Mente)" Giovanni Maciocia, *I fondamenti della medicina cinese*, Elsevier Masson, 2007

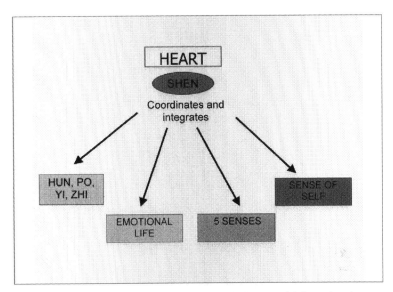

Figura 5: Shen e Cuore secondo Maciocia (nostra rielaborazione)

2.2.2 Hun del Fegato: l'andare e venire degli Shen

Il generale dell'esercito degli organi ed il suo Shen specifico sembrano avere una certa rilevanza nel contesto dei cinque Shen. Le funzioni molto importanti nell'immagazzinamento del sangue e del libero fluire del Qi, nonché la forte energia e carica sia yin che yang dell'Organo gli assegnano una posizione fondamentale.

Gli Hun sono 3, come i Tre Tesori; tra le traduzioni citiamo Anima eterea, Anima spirituale, o semplicemente "Anime" nella quale Rochat de la Vallée accomuna Hun e Po[26], anche se il nostro termine "Anima" corrisponde a Hun e Po ma anche a Shen e Qi. Per Hun e Po si tratta più esattamente di qualcosa che anima, che muove. I due ideogrammi Hun 魂 e Po 魄 condividono tra l'altro nella parte destra il carattere *Gui* che rappresenta gli spiriti della Terra. Il carattere Gui anticamente rappresentava un essere con grande testa, un demone. Rappresentava gli spiriti dei morti ed in particolare

---

[26] Èlisabeth Rochat de la Vallée, *Le 101 nozioni chiave della medicina cinese*, Red Edizioni, 2011

quella parte che tornava alla Terra[27]; come vedremo questo aspetto ha una sua centralità nel nostro caso clinico per una serie di fattori.

Visione quindi complementare, di spiriti del Cielo e della Terra, poiché Hun accoppia Gui con la grafia per "nubi" mentre Po li accoppia invece con "bianco", colore del ritorno alla Terra[28] e andrebbero quindi intesi come una "coppia" che presenta l'animazione del Cielo e della Terra nell'essere umano. I soffi celesti formeranno l'anima Hun e quelli terrestri l'anima Po; addirittura la morte è causata dalla loro separazione, Hun e soffi sono l'ardimento, il coraggio e Po la forza fisica[29], i primi di natura marcatamente yang ed i secondi più yin. Per questo alla morte gli Hun si liberano verso l'alto uscendo dalla testa (fontanella e vertice) ed i Po escono dagli orifizi e si dissolvono lentamente nella terra.

Questo collegamento con i Gui sembra dare autonomia a Hun e Po (caratteristica molto più limitata per Zhi e Yi)[30] e investirli di una sorta di ruolo di collegamento tra Jing e Shen:

---

[27] Èlisabeth Rochat de la Vallée, *Hun e Po – Sanjiao e le vie dell'acqua*, I Quaderni di ScuolaTao, 2012

[28] Èlisabeth Rochat de la Vallée, *Le 101 nozioni chiave della medicina cinese*, Red Edizioni, 2011

[29] Èlisabeth Rochat de la Vallée, *Hun e Po – Sanjiao e le vie dell'acqua*, I Quaderni di ScuolaTao, 2012

[30] Giovanni Maciocia, *Shen and Hun: the psyche in chinese medicine*, http://maciociaonline.blogspot.it/2012/11/shen-and-hun-psyche-in-chinese-medicine.html

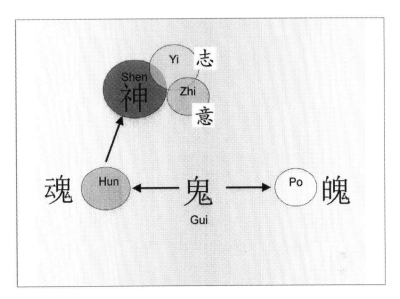

Figura 6: Schema di relazione Gui/Hun/Po/Shen secondo Maciocia
(nostra rielaborazione)

"L'andare e venire" degli Shen citato nel Ling Shu può essere inteso come la dinamicità di relazione verso il mondo esterno e l'introspezione verso quello interiore[31], come l'organo Fegato che va verso l'esterno con suoi scoppi d'ira e custodisce il sangue all'interno del corpo. La capacità di movimento è quindi strettamente correlata alla qualità del Qi di fegato di un movimento libero e veloce ("il Fegato [...] è anche il movimento Yang che contiene la più potente attività di soffio e movimento"[32]). Secondo Maciocia[33] lo Hun crea movimenti alla psiche in 5 aree, che dettagliano le due direzioni sopra dette:

1. Movimento dell'anima fuori dal corpo come nel sognare

---

[31] Cfr. Massimo Muccioli, Margherita Piastrelloni, *Gli Shen*, dispense, ScuolaTao 1999

[32] Èlisabeth Rochat de la Vallée, *Hun e Po – Sanjiao e le vie dell'acqua*, I Quaderni di ScuolaTao, 2012

[33] Giovanni Maciocia, *Shen and Hun: the psyche in chinese medicine*, http://maciociaonline.blogspot.it/2012/11/shen-and-hun-psyche-in-chinese-medicine.html

2. Movimento al di fuori della routine quotidiana come nei sogni per la propria vita e nelle idee
3. Movimento verso gli altri come nelle relazioni interpersonali
4. Movimento in termini di piani, progetti
5. Movimento in termini di creatività e ispirazione.

È interessante rilevare inoltre il parallelo tra Shen e Hun e componenti consce ed inconsce della psiche; l'ego da un lato e la parte nascosta dell'anima dall'altro[34]. In questa prospettiva lo Hun è quindi direttamente riconducibile a sogni, pensieri e bisogni nascosti e difficilmente accessibili.

Il controllo dell'attività degli Hun, come per lo Shen, sta nella buona salute e quantità del sangue, per lo Hun sarà specificamente il sangue di Fegato.

Nel rapporto Shen/Hun possono originare inoltre da un lato manie a seguito dell'eccessivo andare e venire degli Hun o dell'insufficiente controllo dello Shen e depressione se al contrario l'andare e venire dello Hun è scarso o lo Shen esercita troppo controllo[35], secondo uno schema generale di "espansione" e "contrazione" psichica, che trova riscontro nella condivisa attribuzione dell'iperonirismo all'iperattività dello Hun. Si tratta quindi un asse centrale per comprensione e l'inquadramento di diverse sindromi di tipo psichico. La patologia degli Hun può infatti arrivare anche alla psicosi passando per agitazione, insonnia, sonnambulismo e depressione nella forma del disturbo bipolare.

2.2.3 Po del Polmone: anima istintiva
Nella trattazione sullo Hun si è già detto dell'indissolubilità del rapporto con i Po in uno schema Cielo/Terra. Va quindi sottolineata la componente yin, la parte più materiale, terrestre, diretta emanazione del Jing. I Po possono essere resi in italiano come anime sensitive, spiriti vegetativi, anima

---

[34] Cfr. Massimo Muccioli, Margherita Piastrelloni, *Gli Shen*, dispense, ScuolaTao 1999 e Giovanni Maciocia, *Shen and Hun: the psyche in chinese medicine*, http://maciociaonline.blogspot.it/2012/11/shen-and-hun-psyche-in-chinese-medicine.html

[35] Giovanni Maciocia, *Shen and Hun: the psyche in chinese medicine*, http://maciociaonline.blogspot.it/2012/11/shen-and-hun-psyche-in-chinese-medicine.html

corporea, spiriti della Terra (soprattutto considerando l'analisi dell'ideogramma fatta prima).

Sono 7, per controllare i 7 orifizi e le 7 passioni; come gli yang Hun sono stabilizzati dal Sangue del Fegato così gli yin Po sono invece tenuti "a livello" dallo yang e risiedono nel Polmone che è il Maestro del Qi e può quindi distribuirli nel corpo.

Hanno un rapporto estremamente forte con il Jing, fin dall'incontro tra i due Jing genitoriali ai quali i Po imprimono movimento e consentono quindi lo sviluppo della vita stessa. Questa capacità di strutturazione della materia è una caratteristica che i Po (come il Jing) espletano per tutto il corso della vita fino alla fine. In particolare forniscono questo movimento al Jing che da denso, fluido, si trasformerà in Yuan Qi, più eterea e con specifiche caratteristiche di catalizzatore delle altre energie. Governano le "entrate e le uscite della vita"(il Po è "l'entrare ed uscire del Jing") non solo nel senso di orifizi, ma con riferimento alle attività direttamente collegate alla sopravvivenza, alle risposte immediate: respirazione, battito cardiaco, alimentazione, sensazioni immediate, reazioni, risposte istintive[36]. Così governano dal primo all'ultimo respiro, la respirazione dalla nascita alla morte come tutte le attività automatiche. Mentre gli Hun (yang) animano il sottile, i Po (di natura più yin) sono l'animazione del corporeo, del materiale.

Come da un punto di vista fisico sono collegati a reazioni istintive, così da un punto di vista psichico sono collegati ai meccanismi di difesa, alla chiusura verso le situazioni problematiche.

Da un punto di vista animico, hanno una sgradevole abitudine: essendo "affamati e stupidi", "avidi di vivere", "quando abbandonano il corpo non hanno un posto dove andare e sono così affamati che si possono attaccare a qualcuno"[37].

La loro patologia è collegata alla tristezza/afflizione, emozione correlata al Polmone ove risiedono, alla quale sono sensibili. Un disordine dei Po può

---

[36] Cfr. Massimo Muccioli, Margherita Piastrelloni, *Gli Shen*, dispense ScuolaTao 1999 e Carla Larini, *Dispense del corso di Tui Na di Scuolatao.* *Shen*, 2008

[37] Èlisabeth Rochat de la Vallée, *Hun e Po – Sanjiao e le vie dell'acqua*, I Quaderni di ScuolaTao, 2012

quindi originare depressione, ma è legato anche al respiro fisico che può esserne alterato. Un parallelo interessante può infatti essere il concetto greco classico di pneuma che ha in sé sia il significato di "spirito" che quello di "respiro"[38].

2.2.4 Yi della Milza, l'intenzione

Come Hun e Po condividono una parte della rappresentazione ideogrammatica, così anche Yi e Zhi hanno in comune l'ideogramma di Xin, Cuore, nella parte inferiore. Siamo quindi di

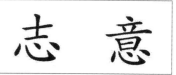

Figura 7: Ideogrammi Zhi e Yi

fronte a concetti che sono fortemente correlati al concetto cinese di Cuore nelle sue varie accezioni. La parte superiore dell'ideogramma è una grafia che rappresenta l'emissione di un suono, e rappresenta quindi l'intenzione che mettiamo in quello che diciamo, pensiamo, realizziamo[39]. Ha un numero elevato di possibili traduzioni senso, significato, intenzione, idea, sentimento, disegno, pensare a, dedicarsi a[40]. Può indicare tutti i tipi di idee e di pensieri e la comprensione di essi; può inoltre essere considerato il fondamento dei nostri umori, benché sia differente dal pensiero vero e proprio (si). Estremamente importante nel confucianesimo (è la prima cosa da identificare, attraverso lo studio), nel taoismo sarà più connotato come "quello verso cui va il cuore" liberando spirito, cuore e mente da pensieri e desideri[41]. Il Ling Shu esemplifica bene il rapporto Yi/Xin: "Quando il cuore si applica, si parlerà di proposito". Si tratta quindi di un voler fare che emana dal profondo del cuore, la vera intenzione vissuta e non semplicemente voluta.

---

[38] Cfr. Giovanni Maciocia, *I fondamenti della medicina cinese*, Elsevier Masson, 2007

[39] Èlisabeth Rochat de la Vallée, *Zhi, Yi, Shen, Jing Shen, Shen Ming Le Emozioni*, I Quaderni di ScuolaTao, 2012

[40] Èlisabeth Rochat de la Vallée, *Le 101 nozioni chiave della medicina cinese*, Red Edizioni, 2011

[41] Èlisabeth Rochat de la Vallée, *Zhi, Yi, Shen, Jing Shen, Shen Ming Le Emozioni*, I Quaderni di ScuolaTao, 2012

Il concetto di "intenzione" è (o dovrebbe essere) molto familiare a chi pratica Tai Ji Quan e Qi Gong; anzi, delle arti marziali e del Qi Gong è uno dei fondamenti, delle precondizioni[42] poiché saper dirigere il Qi diventa un passaggio importante nell'evoluzione del praticante. Anche per lo Yi quindi il lavoro che c'è dietro assume un'importanza fondamentale, e torniamo quindi al comportamento della persona di cui si è già parlato.

Fisiologicamente, il suo legame con la Milza lo rende centrale, come lo è l'elemento Terra e come centro dell'essere è l'asse Milza/Stomaco: "Al centro nessun disordine dentro il proposito" (Guanzi, cap. Neiye). Come lo Zhi ha un rapporto stretto con i soffi; in particolare con i soffi della Terra con i quali partecipa all'elaborazione dei processi mentali e della coscienza. Nutre il Cuore permettendogli di sviluppare idee e pensieri, come fisicamente i liquidi della Milza lo nutrono permettendogli di generare il sangue[43].

La patologia dello Yi influenza soprattutto la concentrazione, la capacità di studiare, di memorizzare concetti nello studio e nel lavoro come d'altra parte è colpito dall'eccesso di studio e applicazione mentale. Anche in questo caso si può parlare di depressione, la depressione più profondamente apatica ed astenica (date le caratteristiche della Milza), maggiore o unipolare[44].

22.5 Zhi del Rene, il volere
Come abbiamo visto anche l'ideogramma di Zhi ha nella parte inferiore l'ideogramma di Cuore, mentre nella parte superiore è rappresentato un giovane germoglio. Abbastanza intuitivamente, quindi, rappresenta ciò che viene prodotto dal Cuore, la determinazione a perseguire i propri scopi, gli ideali, obiettivi, ambizioni. Anticamente era anche perpetuare la memoria tramite scritti. Il "volere" secondo la traduzione più condivisa, che realizza la

---

[42] Il maestro Sun Junqing durante uno stage affrontò direttamente ed approfonditamente questo concetto. Tuttavia, a riprova della multiformità del termine, preferiva la traduzione di "coscienza" a quella di "intenzione".

[43] Èlisabeth Rochat de la Vallée, Le 101 nozioni chiave della medicina cinese, Red Edizioni, 2011

[44] Cfr. Giovanni Maciocia, I fondamenti della medicina cinese, Elsevier Masson, 2007

volontà del Cielo superando desideri e passioni che portano fuori strada[45]. Come per Yi, è stretto il legame con i soffi, che sostengono la volontà ma da questa vengono indirizzati.

È l'ancora dei cinque sentimenti (detti anche i "cinque voleri") e ne permette l'espressione tramite la voglia di vivere, la perseveranza, costanza e fermezza del proprio essere. Il legame con l'intenzione Yi è forte: "Quando il proposito è permanente, si parlerà di volere" (*Ling Shu*) ed ambedue riferiscono all'imperatore, al Cuore che li dirige ed indirizza[46]. I due concetti sono a volte intercambiabili, tanto che esistono le espressioni Zhi Yi (idea, progetto che si ha in mente) e Yi Zhi (fermezza del proposito). Non c'è la complementarità vista tra Hun e Po di Cielo/Terra, Yang/Yin; in questo caso va visto piuttosto un rapporto di continuità e dipendenza.

La coordinazione di proposito e volere esprime quella tra Cielo anteriore e Cielo posteriore, tra Jing dei Reni e Qi della Milza. Lo Zhi concorre alla memoria, che è un complesso formato dalla memoria emotiva, a lungo termine (Shen del Cuore), Concentrazione (Yi della Milza) e della memoria a breve termine (Zhi del Rene).

Può indicare lo spirito dei Reni, il suo rapporto con l'origine e la continuità; o essere espressione della funzionalità dei Reni il cui funzionamento influisce sull'eccesso o mancanza di volontà; la disposizione interiore (spesso usando l'espressione Zhi Yi) che dirige e controlla la vitalità; oppure con connotazione negativa, desideri e passioni che disorientano lo spirito.

I quadri patologici rimandano a mancanza di volontà, apatia, confusione mentale ed incapacità di realizzare i propositi; anche in questo caso si potrebbe quindi sviluppare prevalentemente depressione, ma a certe condizioni (soprattutto nella disarmonia Rene/Cuore) si possono avere Shen instabili e quindi anche quadri maniacali e psicotici.

I "cinque voleri" (Wu Zhi) ai quali si è prima accennato, sono l'articolazione del voler vivere in cinque pulsioni che animano gli Zang, secondo le caratteristiche dei rispettivi elementi:

---

[45] Èlisabeth Rochat de la Vallée, *Le 101 nozioni chiave della medicina cinese*, Red Edizioni, 2011

[46] Cfr. Massimo Muccioli, Margherita Piastrelloni, *Gli Shen*, dispense ScuolaTao 1999

- Il volere del Fegato è la vitalità che permette di andare avanti; la sua perversione diviene rabbia.
- Il volere del Cuore è l'allegria che si può trasformare in sovraeccitazione.
- Il volere della Milza è il pensiero che mette in relazione, e può degenerare in ossessione e preoccupazioni.
- Il volere del Polmone è il rigore del mantenere il ritmo; può divenire rigidità che comprime i soffi nel petto dolorosamente.
- Il volere dei Reni è saggezza e ritegno che si possono trasformare in paura e pusillanimità.

2.3 Le emozioni

Le emozioni (Qing 情) sono parte integrante dell'esistenza; possono essere però vissute secondo i corretti dettami del Cielo o prendere il sopravvento e turbare gli equilibri più intimi e delicati. Se il Cuore è calmo, sereno, "vuoto" come il suo ideogramma e si confà ai dettami del Dao, allora ci sarà equilibrio, altrimenti diverranno patogenetiche alterando i normali movimenti dei soffi. Così ogni elemento, ed organo associato, avrà la sua corrispondenza diretta con l'emozione corrispondente:

Movimento	Organo Zang	Emozione
Legno	Fegato	Impetuosità- Collera (Nu)
Fuoco	Cuore	Allegria (Xi) e Gioia (Le)
Terra	Milza	Pensiero ossessivo (Si)
Metallo	Polmone	Tristezza (Bei)
Acqua	Rene	Paura (Kong)

Ci sono diversi gruppi di emozioni patogenetiche, di cinque o sei o sette, con elenchi che differiscono tra loro. Nei testi di medicina l'elenco in genere include sette emozioni[47]:

---

[47] Cfr. . Giovanni Maciocia, I fondamenti della medicina cinese, Elsevier Masson, 2007; Èlisabeth Rochat de la Vallée, Le 101 nozioni chiave della medicina cinese, Red Edizioni, 2011; Attilio Bernini, Dispense del corso di Tui Na di ScuolaTao. Emozioni e stress, 2011; Massimo Muccioli, Margherita Piastrelloni, Gli Shen, dispense ScuolaTao 1999; Èlisabeth Rochat de la Vallée, Zhi, Yi, Shen, Jing Shen, Shen Ming Le Emozioni, I Quaderni di

Allegria (Xi 喜). È l'eccitazione, il ritmo del tamburo, i soffi dell'elemento Fuoco che riscaldano e nutrono. Portata all'estremo diventa Fuoco che consuma i liquidi ed arriva a bruciare gli stessi soffi, Yang che consuma lo Yin. A quel punto il Cuore va in crisi, Jing Shen è indebolito. Porta il Qi verso l'alto ma soprattutto lo disperde, come disperde lo Shen fuori dalla sua residenza. Diversi autori considerano la Gioia (Le) che però ha caratteristiche differenti, è più tranquilla, meno disordinata, più equilibrata ed in linea con il Cuore ed il suo elemento. Per Rochat de la Vallée in questo caso la patologia è mancanza di gioia (Bu Le)

Collera (Nu 怒). Appartiene al Fegato e all'elemento Legno. Ha quindi la forza e l'incontenibilità del Vento. In chiave positiva è coraggio, impeto che fa realizzare; l'aspetto perverso si configura come ira, rabbia e contiene anche altri stati emozionali (rabbia repressa, frustrazione, irritabilità, animosità). Eccita lo Yang ed i soffi, portandoli in alto o facendoli circolare in modo troppo violento; questi portano con sé il sangue. Per Muccioli e Piastrelloni se c'è deficit di sangue si può creare un movimento verso il basso con paura e spossatezza.

Oppressione (You 憂). È un dolore che prostra, che blocca. Quindi impedisce la circolazione soprattutto dei soffi del Polmone, innestando un circolo vizioso di Tristezza che prostra. Tuttavia colpisce anche, bloccandole, le circolazioni di altri organi: Cuore, Milza Fegato. Non è condivisa da diversi autori, che preferiscono citare la Preoccupazione (Si Lu); quest'ultima in chiave positiva è un pensiero scrupoloso, riflessione intensa di fronte alle proprie responsabilità, riflessione per prendere una decisione. In chiave negativa sono i pensieri che tormentano ed assillano, preoccupazione ossessiva; in questa accezione riguarda soprattutto le funzioni di Milza che non riesce più a ricevere e trasformare, mandando il Qi verso l'alto. Per Muccioli/Piastrelloni,

---

ScuolaTao, 2012; Carlo Moiraghi, Il libro della medicina cinese, Fabbri editori, 2004; Giulia Boschi, Alcuni dei caratteri principali nella terminologia della Medicina Tradizionale Cinese
http://www.giuliaboschi.com/ideogrammi/ideogrammi.html;

Rodolfo Giacalone Le sette emozioni distruttive
http://www.tongli.it/index.php?option=com_content&view=article&id=50&Itemid=68

Bernini ed altri la Preoccupazione può coinvolgere anche i Polmoni, poiché annoda il Qi e ne causa quindi stasi.

Pensiero (Si 思). La presenza della grafia di Cuore nell'ideogramma sottolinea il governo del pensiero in termini positivi: il Cuore guida il cervello e permette lo sviluppo del Pensiero. È la facoltà di analizzare i dati dell'esperienza e quindi di concepire i progetti. La patologia è l'eccesso, quando diviene ossessivo, maniacale, ripetitivo. Il pensiero ossessivo che ristagna è chiaramente collegabile alla patologia del Qi di Milza che si blocca e si annoda.

Tristezza (Bei 悲). L'ideogramma rappresenta il Cuore che si rifiuta: è quindi la chiusura, la negazione fino alla negatività, l'emozione che si nega alla vita. Entro certi limiti è un sentimento normale, ad esempio di fronte ad un lutto. Include il rimorso, ed appartiene al movimento Metallo; disperde ed esaurisce il Qi, in primo luogo dei Polmoni. Tuttavia dispiega i suoi effetti anche sul Cuore, sia a causa dei movimenti del Qi che affliggono il Riscaldatore Superiore e bloccano la circolazione del Sangue, sia perché è l'emozione opposta alla Gioia.

Paura (Kong 恐). Timore e prudenza per mantenere solide le basi della vita (l'Acqua) diviene un'emozione che invece blocca le dinamiche dell'esistenza; diviene assenza di reazioni ed accentua il naturale movimento dell'Acqua verso il basso, portando il Qi verso il basso talvolta in modo drammatico nei casi di paura improvvisa (perdita di urine). Colpisce organicamente i Reni, ma, poiché rompe i legami tra alto e basso, spesso coinvolge Cuore e Polmoni causando in questi delle risalite di Qi (palpitazioni, sudorazione improvvisa).

Trasalimento (Jing 驚) Da alcuni autori visto come Shock o Terrore, è la reazione di panico all'evento inaspettato, di intensità e consistenza variabile, dal piccolo sussulto alla convulsione. In quella fase, a prescindere dall'intensità, gli spiriti non sono presenti: i normali movimenti del Qi sono completamente alterati e gli Shen si muovono in modo caotico, in tutte le direzioni. Mentre per Muccioli/Piastrelloni e Maciocia interessa principalmente Cuore e Reni, Rochat de la Vallée indica effetti importanti anche su Fegato e Stomaco.

Sembra comunque importante la considerazione generale di Muccioli/ Piastrelloni: "Un'emozione (...) che colpisce un organo può, se intensa e protratta, generare un disequilibrio e l'interessamento di più organi; lo squilibrio di un organo può generare emozioni sentimenti che disturbano la persona ma, al tempo stesso, innescare nell'organismo un'ulteriore patologia in altri organi o altri sentimenti."[48] Va sottolineata soprattutto l'ultima parte,nella quale si pone l'accento su uno squilibrio emozionale che a sua volta ne crea uno differente ma collegato.

2.4 Le patologie della psiche in Medicina Cinese

Di seguito un breve compendi delle principali sindromi psichiche nella medicina classica cinese e quindi uno schema in base ai principali quadri energetici.

2.4.1 Classificazione delle sindromi[49]

Vediamo inizialmente una serie di sindromi descritte nei classici della medicina cinese. Possono essere classificate oggi come "malattie delle emozioni", e questo primo gruppo nei testi cinesi che fanno riferimento alla psichiatria occidentale viene ricondotto alla categoria generica di "isteria".

Zangzao

Una traduzione non esaustiva è "agitazione d'organo". Si tratta di un quadro con patogenesi differente a seconda degli autori considerati, ed è caratterizzato da vuoto di Yin come fattore fondamentale e secchezza come segno specifico. Più facilmente riscontrabile nelle donne, è caratterizzato da quattro elementi: a) piacere di essere tristi; b) desiderio di piangere; c) agire come spiritato e d) molti stiramenti e sbadigli.

---

[48] Massimo Muccioli, Margherita Piastrelloni, *Gli Shen*, dispense ScuolaTao 1999

[49] Cfr Èlisabeth Rochat de la Vallée, Le 101 nozioni chiave della medicina cinese, Red Edizioni, 2011 e Elisa Rossi, Shen – Aspetti psichici nella medicina cinese: i classici e la clinica contemporanea. Casa Editrice Ambrosiana, 2002

A seconda del grado di esaurimento dello Yin, lo Shen è colpito in modo più o meno serio, separandosi dalla materia. Per alcuni autori va considerato come "un vuoto di sangue dell'utero con invasione di vento e trasformazione in calore", mentre stiramenti e sbadigli sembrano corrispondere al tentativo del rene di portare il Qi in basso dove c'è vuoto. La componente dissociativa è generalmente un vissuto di estraneità rispetto alla propria identità.

Bentunqi

La sindrome del "qi del maialino che corre" descrive un modo disordinato di muoversi del qi. Presenta molte similitudini con l'attacco di panico: il "maialino" parte dall'addome e sale alla gola, ci si sente come morire, ritorna e poi cessa. Per i classici è collegato a vuoto e freddo di Rene, o ad uno squilibrio nel ciclo di controllo tra Milza/Rene/Cuore; l'origine può risalire a paura/spavento o in un trattamento scorretto dello Yang già debole, ma spesso le prescrizioni riguardano il Fegato. In epoca più recente ci sono state interpretazioni collegate alla fisiologia occidentale che ponevano l'origine nei gas di fermentazione di Stomaco ed Intestino.

Baihebing

È una "malattia che coinvolge cento vasi", ha scarse manifestazioni fisiche ma altera profondamente il comportamento, che oscilla continuamente tra diversi opposti: si desidera mangiare ma non si può mangiare, si desidera stare sdraiati ma non si può stare sdraiati, a volte si apprezzano cibo e bevande e a volte non se ne può sentire l'odore. Origina da un vuoto di Yin del polmone e Cuore con Calore; la patogenesi è collegata a volte a malattie febbrili, o a eccesso di preoccupazioni e pensieri, o a costrizione delle emozioni che produce fuoco. Nella clinica contemporanea lo stato febbrile può esser fatto risalire a malattie virali croniche o calore nascosto in seguito a terapia antibiotica o trattamenti farmacologici.

Meiheqi

La "sindrome del nocciolo di prugna" è relativamente recente (anche se in precedenza era stata descritta con altre denominazioni). L'eziologia viene fatta risalire al Flegma che sale in gola e la blocca; la patogenesi è da attribuire alle emozioni che annodano il Qi e condensano i liquidi. Corrisponde al globo isterico della psichiatria occidentale.

2.4.2 Diankuang

Le condizione mentali più severe sono individuate con il termine Diankuang, che può esser fatto corrispondere alla categoria occidentale di schizofrenia;

in effetti indica le diverse patologie nelle quali si perde la capacità di comprendere la realtà e mantenere un comportamento responsabile. Il termine in realtà è la combinazione di due concetti differenti: mentre Kuang descrive una condizione con sintomi psicotici positivi quali deliri, allucinazioni, comportamenti violenti, Dian indica invece stati di apatia, demenza e sintomi psicotici negativi quali torpore mentale, abulia, ritiro psichico.

La follia Kuang è yang, agitazione; ci sono comportamenti che si manifestano esteriormente, sovraeccitazione, collera, o stravaganza sfacciata. Il carattere indica un cane rabbioso. I caratteri in Dian invece indicano la testa, l'autenticità e la malattia: è follia yin, immobilizzazione, fa perdere la testa, priva della ragione; l'incoscienza blocca l'individuo, paralizza le circolazioni ed i movimenti del corpo. Infatti Dian si sovrappone spesso anche al concetto di *xian*, che corrisponde a "epilessia". Quindi in generale Kuang insorge rapidamente, accompagnata da calore, accelerazione e movimento di sangue e soffi verso l'alto, mentre Dian è in genere accompagnata da freddo, rallentamento generale, formazione di catarri per il rallentamento dello Yang. Ma nonostante questa bipartizione, anche alcuni sintomi Kuang possono essere causati da un vuoto; le due accezioni possono d'altra parte presentarsi associate in vari modi e susseguirsi nel tempo (come nel caso della sindrome maniaco depressiva o della depressione bipolare).

Le linee interpretative dei classici partono in genere da un disordine generale dell'equilibrio Yin/Yang con il relativo prevalere dell'uno o dell'altro; questa condizione tuttavia può facilitare la penetrazione di patogeni esterni e nel Su Wen vengono differenziati in base al tipo di penetrazione: "(...) se i patogeni entrano nello Yang allora si ha Kuang (...) se entrano nello Yin si ha ostruzione dolorosa Bi, se sconfiggono la Yang allora è malattia Dian". Altra condizione è l'eccesso di Fuoco, soprattutto se viene dalle 5 emozioni ma soprattutto dalla collera; in questa prospettiva l'equilibrio Acqua/Fuoco è seriamente perturbato e si ha perdita di Zhi. Calore e fuoco si associano facilmente al Flegma, che ristagna nel torace e ostruisce gli orifizi del Cuore; per alcuni la causa è in un vuoto di fondo che altera i movimenti del Qi, per altri è ancora centrale il ruolo delle emozioni.

2.4.3 Principali quadri energetici coinvolti

Per Muccioli/Piastrelloni[50] e Bernini[51] i disturbi dello Shen si possono classificare in tre macro categorie:

a) Shen Denutriti (o Deboli), con quadri da Deficit
b) Shen Ostruiti, con quadri da Eccesso
c) Shen Instabili, con quadri da Deficit e da Eccesso

La distribuzione dei diversi quadri per gli Shen Denutriti:

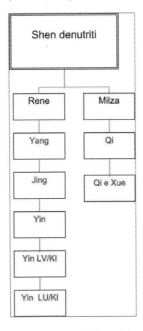

Figura 8: Quadri energetici per Shen Deboli

Quella per gli ostruiti:

---

[50] Massimo Muccioli, Margherita Piastrelloni, *Gli Shen*, dispense ScuolaTao 1999

[51] Attilio Bernini, Dispense del corso di Tui Na di ScuolaTao, *Emozioni e stress*, 2011

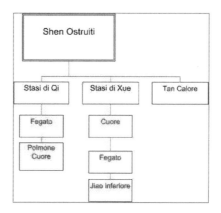

Figura 9: Quadri energetici per Shen Ostruiti

E quindi la più articolata, quella degli Shen Instabili:

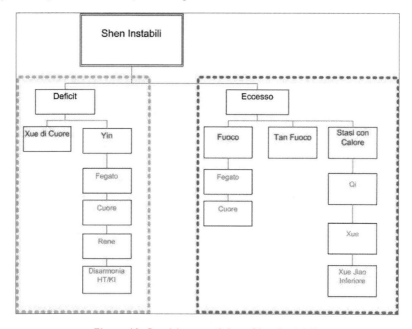

Figura 10: Quadri energetici per Shen Instabili

3. Psichiatria occidentale e patologie psicotiche: compendio sintetico

La trattazione che segue non intende assolutamente essere una analisi approfondita dei diversi contributi, ma piuttosto una visione sintetica e generale finalizzata al contesto dello svolgimento complessivo dell'analisi nell'ambito della Medicina Cinese.

3.1 Classificazione internazionale e caratteristiche generali

Per quanto nella clinica più recente si sia tentato da parte di autori cinesi un certo parallelismo tra quadri sindromici secondo la Medicina Cinese e classificazione occidentale[52] i parallelismi di questo tipo restano comunque operazioni forzate. Basta d'altra parte considerare la vasta articolazione che si ritrova nel Repertorio internazionale per gli aspetti del Settore V - Disturbi psichici e comportamentali (F00-F99)[53], considerando solo le "famiglie" dei vari disturbi psichici:

- Disturbi psichici di natura organica, compresi quelli sintomatici (F00-F09)
- Disturbi psichici e comportamentali da uso di sostanze psicoattive (F10-F19)
- Schizofrenia, disturbo schizotipico e disturbi deliranti (F20-F29)
- Disturbi dell'umore [affettivi] (F30-F39)
- Disturbi nevrotici, legati a stress e somatoformi (F40-F48)
- Sindromi comportamentali associate a disfunzioni fisiologiche e a fattori fisici (F50-F59)
- Disturbi della personalità e del comportamento nell'adulto (F60-F69)
- Ritardo mentale (F70-F79)
- Disturbi dello sviluppo psicologico (F80-F89)

---

[52] Cfr. Elisa Rossi, Shen – Aspetti psichici nella medicina cinese: i classici e la clinica contemporanea. Casa Editrice Ambrosiana, 2002

[53] Ministero della Sanità Dipartimento per l'ordinamento sanitario, la ricerca e l'organizzazione del ministero, *Classificazione statistica internazionale delle malattie e dei problemi sanitari correlati decima revisione (ICD-10)*, Istituto poligrafico e Zecca dello Stato- Libreria dello Stato, 2002

- Disturbi comportamentali e della sfera emozionale con esordio abituale nell'infanzia e nell'adolescenza (F90-F98)
- Disturbo mentale non specificato (F99)

La base della classificazione sopra vista è la quarta versione del DSM, acronimo derivante dall'originario titolo dell'edizione statunitense Diagnostic and Statistical Manual of Mental Disorders, uno dei sistemi nosografici per i disturbi mentali più utilizzato da medici, psichiatri e psicologi di tutto il mondo, sia nella clinica che nella ricerca. Si è in attesa della quinta versione (il DSM-V) le cui anticipazioni sembrano annunciare una visione ancora più "pervasiva", nella quale una gamma molto estesa di comportamenti potrà essere considerato come manifestazione di un disturbo psichico[54]. Senza voler entrare in queste polemiche, e limitando quindi l'osservazione alla classificazione del caso clinico considerato nel capitolo specifico, il caso è classificabile come appartenente all'intervallo F20-F29 e quindi nell'area di pertinenza del disturbo schizofrenico, in base alle indicazioni dei sintomi secondo il manuale:

A. Sintomi caratteristici, tipici del disturbo, devono essere presenti due (o più) delle manifestazioni seguenti, ciascuna per una parte significativa di tempo durante un periodo di un mese (o meno in caso di trattamenti farmacologici con risposta positiva) quali:
   1. idee deliranti
   2. allucinazioni
   3. eloquio disorganizzato
   4. comportamento grossolanamente disorganizzato o catatonico
   5. sintomi negativi, quali ad esempio, apatia, alogia, abulia, ritiro sociale
B. Funzionamento sociale/lavorativo: inferiore ai livelli precedenti
C. Durata: sintomi per almeno 6 mesi e compresenza di almeno 2 sintomi per 1 mese
D. Esclusione di disturbo dell'umore e schizoaffettivo concomitante
E. Esclusione di uso di sostanze e condizioni mediche scatenanti sintomi similari
F. Relazione con disturbo autistico

---

[54] The New York Times, *Revising Book on Disorders of the Mind*, 10 febbraio 2010, http://www.nytimes.com/2010/02/10/health/10psych.html?_r=0

La classificazione delle diverse forme non è univoca nella dottrina psichiatrica. Sempre per il DMS IV abbiamo 5 categorie:

- F20.0x Tipo paranoide
- F20.1x Tipo disorganizzato
- F20.2x Tipo catatonico
- F20.3x Tipo indifferenziato
- F20.5x Tipo residuale

Come si vedrà più avanti, per il caso clinico esaminato siamo quindi all'interno di questa classificazione che configura un disturbo di tipo serio. Non è classificabile come "residuale" in quanto coesistono ancora, a distanza di tempo dall'episodio acuto, sintomi positivi e negativi, e dovrebbe quindi essere catalogata nel "Tipo indifferenziato".

È interessante che dal 2002, in Giappone, il termine che indica la schizofrenia è stato modificato da Seishin-Bunretsu-Byō 精神分裂病 a Tōgō-shitchōshō 统合失调症 (disturbo di integrazione), al fine di ridurne la stigmatizzazione. La denominazione mette anche l'accento su una prospettiva recente, per la quale un aspetto fenomenologico comune ai diversi disturbi del gruppo è rappresentato da un disturbo dell'identità e dell'integrazione dell'Io[55].

Dal punto di vista epidemiologico, si è verificata la prevalenza statistica di un esordio tra i 16 e i 25 anni. Le femmine presentano un'età di esordio più tardiva e un decorso della malattia più favorevole, con minore numero di ricoveri e migliore funzionamento sociale. I maschi hanno un fattore di rischio più elevato (1,4 volte più frequente). L'esordio in età pediatrica è molto più raro rispetto ad età matura o avanzata. Ma va sottolineato che la variazione dei dati epidemiologici è molto differente (anche di tre volte) a seconda della definizione del disturbo, che è soggetto a notevoli differenze culturali.

Non ci sono in psichiatria ipotesi di eziologia certe e condivise, è stato individuato un rischio accresciuto per certi fattori di tipo prenatale e dell'infanzia (esposizione prenatale al virus influenzale, esposizione prenatale alla denutrizione, complicazioni del parto, infezioni del sistema nervoso centrale sopravvenute durante l'infanzia). Tra le variabili ambientali c'è da sottolineare la relazione inversa tra lo stato socioeconomico e la possibilità di

---

[55] Andrea Mazzeo, *Psichiatria per tutti*, Società Editrice Dante Alighieri 2012; Andrea Mazzeo, *Sull'oscenità del concetto di schizofrenia*, Psychiatry on line Italia, http://www.psychiatryonline.it/node/1285

sviluppare la patologia: correlazione presente soprattutto nelle grandi città e negli strati sociali più bassi; per situazioni socioeconomiche migliori e con residenza in centri rurali c'è associazione a una prognosi migliore, probabilmente per la presenza di una maggiore efficacia di fattori protettivi, quali la maggiore possibilità di integrazione e la presenza di un contesto culturale fondato su valori tradizionali.[56] Risulta difficile separare gli effetti della genetica da quelli dell'ambiente; questi ultimi sono comunque ritenuti come coadiuvanti e non come causa principale di insorgenza. Oltre a genetica e cause ambientali sono stati considerati l'abuso di sostanze stupefacenti (il cui ruolo è controverso e non sembra risolutivo), fattori psicologici (testimoniati anche da certi risultati positivi della psicoterapia), fattori neurologici (per i quali la maggiore funzionalità di strumentazioni diagnostiche e l'avanzare delle conoscenze sta producendo negli ultimi anni un certo numero di ipotesi).

Senza voler entrare nel merito, si segnalano due linee di interpretazione sulle quali si ritorna più avanti. La prima è stata basata sulla funzione della dopamina nei meccanismi cerebrali; è in gran parte il risultato della scoperta (accidentale) che i farmaci fenotiazinici, che bloccano la funzione della dopamina, possono ridurre i sintomi psicotici. Supportato dal fatto che le anfetamine, che innescano il rilascio della dopamina, possono esacerbare i sintomi psicotici. Tuttavia L'ipotesi della dopamina ora si pensa essere comunque riduttiva, anche perché i farmaci antipsicotici più recenti (farmaci antipsicotici atipici) possono essere altrettanto efficaci quanto i più vecchi farmaci (farmaci antipsicotici tipici) ma che riguardano anche la funzione della serotonina e possono avere un effetto ridotto sul blocco della dopamina.

---

[56] Cfr. American Psychiatric Association, *DSM-IV-TR Manuel diagnostique et statistique des troubles mentaux*. 4°ediz., Masson 1994; Università di Padova, Facoltà di Medicina e Chirurgia, sede di Treviso *Corso di psichiatria appunti dalle lezioni del prof. Paolo Santonastaso e della dott.ssa Angela Favero* Anno accademico 2003 -2004
http://www.haikzarian.com/appunti/psichiatria/dispensa_psichiatria.pdf;
Andrea Mazzeo, *Psichiatria per tutti*, Società Editrice Dante Alighieri 2012; Franco Giberti, Romolo Rossi *Manuale di psichiatria*, Piccin - Nuova Libraria, 2007; Università di Roma La Sapienza, corso di laurea in Neurobiologia, *Schizofrenia*
http://bbcd.bio.uniroma1.it/neurobiologia/images/stories/lesson12schizo.pdf

Una seconda linea è quella che imputa un ruolo fondamentale deficit e/o alterata funzione dell'acido folico, che può produrre diversi tipi di squilibri nella normale attività chimica del DNA. L'uso dell'acido folico nell'ambito della terapia complementare e alternativa sembra avere un ruolo definito e interessante.

Da segnalare infine l'importanza attribuita da alcune fonti ad eventi vitali stressanti quali componenti legati ad un terzo gruppo di fattori favorenti la comparsa del disturbo, i c.d. fattori precipitanti (in aggiunta ai fattori predisponenti ed a quelli demografici e concomitanti).

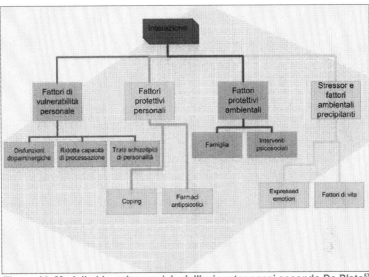

Figura 11: Modello bio-psico-sociale dell'eziopatogenesi secondo De Plato[57]
(nostra rielaborazione)

3.2 Le terapie principali: psicoterapia, farmacologia

Di fronte ad un disturbo con eziologia e patogenesi così sfumate, è inevitabile che sul fronte terapeutico non vi siano molte certezze. Quasi abbandonato

[57] Università di Bologna, sede di Cesena, *Disturbo schizofrenico e disturbi psicotici*, Insegnamento di psichiatria prof. Giovanni De Plato, AA 2006/2007, www.sburover.it/psice/psichiatria/Schizofrenia_e_psicosi.pps

l'elettroshock, che peraltro non ha dato grandi risultati, e caduta in disuso anche la lobotomia (vietata in alcuni Stati) i capisaldi della terapia sono fondamentalmente l'intervento con la terapia farmacologica e quello con la psicoterapia, anche nella variante psicosociale.

Al di là delle polemiche molto accese sulla terapia farmacologica, sembra assodato anche nell'opinione dei sostenitori delle molecole utilizzate che ci sia un'efficacia rispetto ai sintomi positivi (quelli che, come suggerisce l'etimologia, sono un qualcosa "in più": deliri, allucinazioni, comportamenti non usuali, etc) mentre i farmaci tendono ad enfatizzare i sintomi negativi (afasia, abulia, problemi di memoria, ritiro sociale, etc.). Nelle stesse parole degli psichiatri che li ritengono efficaci, "(…) l'effetto dei neurolettici è di tipo sintomatico, si tratta cioè di farmaci che agiscono sui sintomi della malattia."[58] Si sostiene che a lungo termine i neurolettici intervengano sul numero e la sensibilità dei recettori della dopamina, ma come si è visto sembra che questo meccanismo biochimico non sia così centrale. Può essere interessante citare l'approccio del laboratorio Functional Point che, basandosi sulla nutrigenomica[59], mediante il Test biochimico delle neuropersonalità[60] effettua 8 misurazioni su 5 ormoni e neurotrasmettitori (Serotonina, Dopamina, Testosterone, Cortisolo, Ossitocina) ricavando dai dati delle analisi l'appartenenza prevalente ad una delle 7 "Neuropersonalità"[61].

Tornando agli psicofarmaci, c'è quindi una sorta di funzionalità delle molecole nelle fasi acute (che per definizione però sono di durata relativamente breve) o nei disturbi più estremi, ma questo effetto viene però accompagnato da una certa enfatizzazione di quegli aspetti che comportano problemi di

---

[58] Andrea Mazzeo, *Psichiatria per tutti*, Società Editrice Dante Alighieri 2012

[59] La nutrigenomica studia le influenze della nutrizione a carico dell'intero genoma. In tale prospettiva, i nutrienti sono segnali sentiti dai sensori cellulari e capaci di influenzare l'espressione dei geni, la sintesi e la demolizione delle proteine e, come conseguenza, la produzione o il consumo dei metaboliti. In tale modo certi pattern di espressione genica, di sintesi proteica e di produzione dei metaboliti possono costituire la "firma" che un dato apporto nutrizionale o alimentare lascia all'organismo. (dal sito www.functionalpoint.it)

[60] Presentato al 22° Convegno nazionale di psicosomatica, Lucca, 28/29 Maggio 2011

[61] Nitamo Montecucco, *La mappa psicosomatica PNEI: il sè e le neuropersonalità*, http://www.psicosomaticapnei.com/pdf/neuropersonalita.pdf

integrazione secondo la logica giapponese. Questo peraltro senza che siano chiari i meccanismi biochimici di evoluzione del disturbo. "La scoperta di quasi tutti i prototipi degli psicofarmaci attualmente usati in terapia è stata dovuta al caso o a presupposti teorici erronei"[62].

Sulla psicoterapia va notato che lo stesso Freud in uno dei suoi scritti più maturi, *Introduzione alla psicoanalisi*, sostenesse la destinazione del metodo verso le nevrosi piuttosto che le psicosi: "Il campo di applicazione della teoria analitica è costituito dalle nevrosi di transfert, fobie, isterie, nevrosi ossessive – e inoltre dalle anormalità di carattere che si sono sviluppate al posto di tali affezioni. Tutto il resto – stati narcisistici, psicotici – è più o meno inadatto." Aggiungendo addirittura "La stessa totale inaccessibilità delle psicosi da parte della terapia analitica dovrebbe ammonirci, data la loro stretta parentela con le nevrosi, che non possiamo pretendere troppo durante la cura di queste ultime." [63]

Va comunque precisato che la dottrina più recente rispetto a Freud ritiene comunque la psicoterapia un approccio terapeutico valido alla psicosi; è opinione condivisa che l'unico approccio terapeutico al momento sia la combinazione delle due metodologie, utilizzando in particolare la psicoterapia cognitivo-comportamentale. L'obiettivo in questa prospettiva è di ridurre il comportamento di evitamento, facilitare un reframing cognitivo (ristrutturazione cognitiva) ed aiutare il paziente a sviluppare abilità di coping (la capacità di fronteggiare certe situazioni).

3.3 Antipsichiatria

Originata nel XIX secolo su basi professionali, è una corrente di pensiero che viene così denominata nel 1967 dal libro di David Cooper "Psichiatria e antipsichiatria". Annovera a vario titolo studiosi di grande prestigio, quali Ronald Laing, Theodore Lidz, Silvano Arieti, Thomas Szasz, Edelweiss Cotti, Giorgio Antonucci, Michel Foucault, Erving Goffman, e numerosi altri. In Italia va ricordato tra gli altri il ruolo di Franco Basaglia, psichiatra veneziano le cui

---

[62]Voce *Psicofarmacologia* in Enciclopedia del Novecento, Treccani (1980), http://www.treccani.it/enciclopedia/psicofarmacologia_res-949fe654-87f0-11dc-8e9d-0016357eee51_(Enciclopedia-Novecento)/

[63] Sigmund Freud, *Introduzione alla Psicoanalisi*, Newton Compton 2010

teorie portarono alla riforma degli Ospedali psichiatrici nel 1978, con una legge comunemente detta "legge Basaglia". Si tratta di un orientamento con al suo interno diverse sfumature, molto vasto ed articolato.

Le principali critiche[64] alla psichiatria tradizionale sono:

- Critiche scientifiche. Si articolano in diverse aree.
    - o *La critica alla focalizzazione sui fattori biochimici*. Molto spesso nel DSM o in altri testi ufficiali ricorre l'espressione "si dimostreranno molto probabilmente", e questo ricorre anche per gli aspetti biochimici; la stessa *American Psychiatric Association* ammette che "la scienza cerebrale non è avanzata al punto da permettere a scienziati o clinici di poter indicare lesioni patologiche discernibili o anomalie genetiche che di per sé servano come 'biomarcatori' affidabili o predittivi". Gli psichiatri affermano che i farmaci regolano i neurotrasmettitori e che il trattamento dei disturbi consiste nel rimuovere un eccesso o nel colmare un deficit neurochimico, ma i farmaci attuali, specialmente i neurolettici, popolarmente noti come "antipsicotici", mancano di specificità e come detto sono spesso frutto di presupposti biochimici errati o del caso.
    - o *La critica alla concentrazione sui fattori genetici*. Secondo la psichiatria, i fattori genetici e ambientali appaiono entrambi di vitale importanza nel determinare lo stato mentale. Come abbiamo visto però non esiste nesso lineare di causa/effetto: c'è una scarsa comprensione dell'eziologia genetica poiché i legami tra geni e stati mentali disturbati sembrano estremamente complessi, coinvolgono influenze ambientali, e possono essere influenzati ad esempio dalla personalità, dal temperamento o dagli eventi di vita.
    - o *La critica ai concetti di normalità e malattia*. Il grado di appartenenza a valori comunitari o maggioritari può essere usato per determinare il livello di salute mentale della persona.

---

[64] Cfr. la voce *Antipsichiatria* di Wikipedia;
http://www.alleanzacattolica.org/idis_dpf/voci/a_antipsichiatria.htm;
http://www.ecn.org/antipsichiatria/; http://www.homolaicus.com/uomo-donna/psyco/index.htm; http://www.nopazzia.it/;
http://www.associazionepenelope.it/index.php;

Portando all'estremo questa logica, è sufficiente un pensiero "diverso" da quello dominante per essere etichettati come "malati di mente" (basta ricordare le pratiche di internamento degli oppositori in Unione Sovietica). Molti soggetti sentono di essere stati patologizzati semplicemente perché diversi.

o *La psichiatria come pseudoscienza.* La psichiatria non può essere considerata scienza per molti dei punti prima visti: le ipotesi biologiche in psichiatria sono in gran parte non testabili e quindi non falsificabili. Per molte sindromi non è presente in letteratura un quadro sintomatologico, oppure lo stesso insieme di sintomi è condiviso da un numero elevato di sindromi.

- Critica alle etichette psichiatriche e all'etichettamento. Il DSM è passato da 112 disturbi dell'edizione del 1952 a 374 dell'edizione del 1994[65]. Si rileva quindi una tendenza della psichiatria ufficiale a catalogare qualunque comportamento "deviante", per quanto blandamente, per farne oggetto di intervento medico.

- Critica del rapporto tra psichiatria e industria farmaceutica. Il fatturato di psicofarmaci per U.S.A., Gran Bretagna, Canada, Francia, Germania, Italia, Giappone e Spagna è passato da 2 miliardi di dollari nel 1990 a 5 miliardi nel 2000 ed a 12,2 miliardi nel 2003[66]. La crescita è enorme e non sembra fisiologica, ci sono sicuramente quanto meno meccanismi di sovraprescrizione da parte degli psichiatri.

- Critiche all'ospedalizzazione coatta. Furono la base del processo che portò in Italia alla revisione delle strutture sanitarie per i disturbi mentali. La critica è che l'intenzione non è stata seguita da fatti, permanendo un numero elevato di Trattamenti Sanitari Obbligatori.

3.4 Nutrizione

Oltre al già citato fattore dei deficit e/o alterata funzione dell'acido folico, ammesso dalla comunità scientifica ufficiale, si accenna all'approccio ortomolecolare. Basato sulla definizione del premio Nobel Linus Pauling in un articolo su *Science* del 1968, che esprimeva l'idea delle "giuste molecole nella giusta quantità", "in psichiatria". L'approccio è complesso, basato su

---

[65] Comitato dei Cittadini per i Diritti Umani, *La crisi della salute mentale*, 2004

[66] Comitato dei Cittadini per i Diritti Umani, *Schizofrenia*, 2004

varie sindromi di eccesso o difetto di alcune molecole dovuti ad errata alimentazione o a problemi metabolici. I concetti base sono quelli dell'indice glicemico (famoso per la sua applicazione nella "dieta a zona" oggi piuttosto popolare); dei livelli di istamina (Istadelia/Istapenia); escrezione di Zinco e di vitamina B6 nell'urina (Pirroluria); manifestazioni di allergie alimentari solo a livello psichico. La terapia si basa su massicce dosi di vitamine del complesso B, specialmente B3, acido folico e B12 ma anche di zinco e manganese e di aminoacidi, a seconda del tipo di disturbo individuato[67].

Una visione simile centra la caratteristica di neuroprotezione ad alcuni nutrienti, quali il triptofano, aminoacido presente soprattutto nei latticini, la folacina, le vitamine B6 e B12, Zinco e Magnesio, a seconda del tipo di disturbo. [68]

La medicina ufficiale ha un atteggiamento di forte ostilità nei confronti di questi approcci, sostenendo la tossicità e la cancerogenicità di alti dosaggi vitaminici; bisogna però considerare che un atteggiamento simile era negli anni scorsi stato riservato al metodo Di Bella (che si basa anch'esso in parte su alti dosaggi di vitamine e altri nutrienti) mentre oggi il metodo del medico catanese sta venendo valorizzato dalla comunità medica ed è accreditato di efficacia antitumorale da parte dello stesso Ministero della Salute italiano. Va anche rilevato che diverse organizzazioni ufficiali e governative stanno mettendo l'accento proprio sull'aspetto dell'alimentazione, come ad esempio la fondazione britannica Mental Health Foundation che lavora in sinergia con l'associazione ufficiale dei dietisti britannici, oppure "Food for the brain" (http://www.foodforthebrain.org) ed altre. In questi casi le indicazioni sono per una riduzione degli zuccheri, e l'incremento di acidi grassi essenziali,

---

[67] Cfr. Raymond J. Pataracchia, *Orthomolecular Treatment For Schizophrenia: A Review*, Journal of Orthomolecular Medicine Vol. 23, No. 1, 2008; Abram Hoffer, Frances Fuller, *Orthomolecular Treatment of Schizophrenia*, Journal of Orthomolecular Medicine Vol. 24, No. 1, 2009; www.islandnet.com/~hoffer/; www.orthomolecular.org; http://www.orthomed.org/isom/isom.html; http://www.orthomed.org/isf/isf.html;

[68] Cfr Guy R. Beretich Jr., *Alimenti neurochimici. Piccolo compendio.* Lulu, 2008 e Lorena Di Modugno, *Integratori per la psiche*, OM Edizioni, 2012

antiossidanti e niacina, acido folico, vitamine B6 e B12[69]. Come si vede, non distanti dai suggerimenti della medicina ortomolecolare.

Per quello che ci riguarda è interessante notare che la tendenza può essere resa in parallelo con il Jing acquisito: alti dosaggi di vitamine, minerali e micronutrienti sono rinvenibili negli alimenti con un buon Jing, e soprattutto in frutta e verdura molto fresca, e nei germogli che interpretano al meglio questo tipo di alimento.

---

[69] Lynn Harbottle, *Healthy eating and depression. How diet may help protect your mental health*. Mental Health Foundation, British Dietetic Association, 2007,
http://www.mentalhealth.org.uk/content/assets/PDF/publications/healthy_eati ng_depression.pdf;

Deborah Cornah, *Feeding Minds. The impact of food on mental health*, Mental Health Foundation, British Dietetic Association, 2007,
http://www.mentalhealth.org.uk/content/assets/PDF/publications/Feeding-Minds.pdf

4. Le "voci" e le relative visioni non convenzionali

Nel contesto dei diversi sintomi psicotici, quello delle allucinazioni uditive è un argomento particolarmente complesso. Anche in questo caso la rappresentazione sarà sintetica in quanto argomento non centrale nel contesto della Tesi. Va premesso che, sebbene la tendenza illustrata cerca di inquadrare le allucinazioni uditive in un'altra prospettiva, queste sono comunque ritenute in psichiatria come un sintomo di psicosi.

4.1 Udire le voci

Fin dall'antichità esistevano persone che udivano "voci" che gli altri non potevano sentire. Le valenze del fenomeno però cambiano molto a seconda del contesto culturale di riferimento. Mentre per la psichiatria attuale le "allucinazioni uditive" sono sintomo patologico, che accompagnano diversi disturbi psichiatrici, dalla schizofrenia alla depressione maggiore, dallo stato maniacale al disturbo dissociativo.

Nell'antica Grecia, "al posto della coscienza parlavano gli dei", la trance oracolare era un fenomeno istituzionalizzato. Ma sono innumerevoli le culture nelle quali entità "altre" parlano a certi individui. Molte volte le voci vengono attribuite a guide personali; rilevante è il fenomeno in ambito religioso (le teocrazie cristiane, ebraiche, mesopotamiche, egiziane): santi, profeti, maestri o saggi sono stati guidati da voci interiori; in certi periodi storici, l'udire voci era un fenomeno comune e diffuso. Viene considerato un dono paranormale, è la capacità di interagire con esseri umani che si trovano su un piano diverso di realtà (gli spiriti, gli antenati, i defunti). La capacità può essere innata o acquisita attraverso vicissitudini (traumi, esperienze pre-morte, "chiamate dirette"). La percezione paranormale è una sorta di "chiaroveggenza uditiva", capacità di udire una voce interna comunicare un messaggio che riguarda la realtà condivisa.

Le voci possono essere attribuite agli spiriti secondo le leggi del Karma, poiché l'esistenza umana è accompagnata da uno spirito che risiede nel corpo e lo abita fino alla morte, per poter così svolgere i compiti assegnatogli dalle leggi del Karma. Alla morte del corpo, dopo aver fatto ritorno nel suo regno, lo spirito può reincarnarsi in un'altra forma corporea.

4.2 Una nuova prospettiva

Sull'argomento, da una prospettiva di psichiatria innovativa, esiste una mole impressionante di documentazione, sia libraria che in rete[70]. Tra gli autori che hanno più approfondito l'argomento si segnalano gli olandesi Sandra Escher e Marcus Romme (rispettivamente giornalista e psichiatra), ed il britannico Ron Coleman, ex paziente psichiatrico con una attività intensa in seguito di aiuto ad altri "uditori di voci". Di fatto, Romme ha avviato un importante movimento internazionale[71], basandosi sulle precedenti teorie della "mente bicamerale" di Jaynes (psicologo sperimentale). Un elenco di "key facts" in stile anglosassone rivela alcuni dati interessanti[72]:

- il sentire di voci di per sé non è sintomo di una malattia, e sembra comparire in una percentuale maggiore compresa tra il 2 e il 4% della popolazione generale, ed alcune ricerche forniscono stime più elevate e secondo queste ancora più persone (8% circa) hanno delle cosiddette "convinzioni personali speciali", che spesso vengono definite "illusioni",

---

[70] Cfr. Ron Coleman, *Guarire dal male mentale*, Manifestolibri, 2001; Ron Coleman, *Lavorare con le voci*, EGA Editore, 2006; Paul Baker, *The voice inside. A practical guide to coping with hearing voices*, the Hearing Voices Network, 2007; Sandra Escher, *Parlare delle voci*, www.nopazzia.it/voci_escher.html; S. Jones, A. Guy and J. A. Ormrod, *A Q-methodological study of hearing voices: A preliminary exploration of voice hearers' understanding of their experiences*, Psychology and Psychotherapy: Theory, Research and Practice (2003), 76, http://www.psychminded.co.uk/news/news2003/july03/qmethodological.pdf; R. Pacifico, I. Riccardi, P. Stratta, A. Rossi, *Psicopatologia delle allucinazioni verbali uditive*, Giornale Italiano di Psicopatologia, 2008;14, http://www.academia.edu/attachments/25849262/download_file; www.hearing-voices.org; www.intervoiceonline.org; www.hearingvoicesusa.org; www.gailhornstein.com; www.jacquidillon.org

[71] Sono molto numerosi i siti web di associazioni di uditori, c'è una giornata mondiale dedicata al problema, il 14 settembre; molto estesa la letteratura in ambiti psichiatrico e psicologico.

[72] Key facts da intervoiceonline (International Network for Training, Education and Research into Hearing Voices) http://www.intervoiceonline.org/about-voices/essential-facts

e ciò avviene senza che queste persone siano malate (Romme & Escher, 1993);

- Mentre una persona su tre che sente le voci diventa un o una paziente psichiatrico/a, due su tre riescono ad affrontare bene l'esperienza e non abbisognano di alcuna cura psichiatrica. Non può essere fornita alcuna diagnosi poiché queste 2 persone su 3 sono abbastanza sane e hanno una buona funzionalità. È molto significativo che nella nostra società ci sono più persone che sentono le voci senza mai essere stati pazienti psichiatrici rispetto a quelle che le sentono e diventano pazienti psichiatrici (Romme & Escher, 2001);

- La diagnostica per immagini cerebrale ha confermato che gli uditori di voci in effetti sentono un suono come se ci fosse una persona reale che parla con loro (Shergill, Brammer, Williams, Murray e McGuire, 2000);

- Andare da uno psichiatra sentendo le voci dà una possibilità dell'80% di essere diagnosticati come schizofrenici (Romme & Escher, 2001);

- La psichiatria, nel suo approccio tradizionale al problema del sentire le voci, ignora il significato dell'esperienza per l'uditore/trice di voci e si concentra nella rimozione dei sintomi (allucinazioni audio) usando mezzi fisici come il trattamento farmacologico (Romme & Escher, 1989). Sebbene gli antipsicotici siano utili a quanti soffrano di psicosi (Fleischhaker 2002), esiste una proporzione significativa (30%) che continuano ad avere i "sintomi" come il fatto di sentire le voci, malgrado le dosi molto alte di antipsicotici che vengono loro iniettate (Curson, Barnes, Bamber & Weral 1985);

- In ricerche condotte su uditori di voci, è stato riscontrato che il 77% delle persone diagnosticate come schizofreniche il sentire le voci era correlato ad esperienze traumatiche. Queste esperienze traumatiche variavano tra l'aver subito violenze o abusi sessuali o fisici, all'essere stati estremamente sminuiti e trascurati per lunghi periodi della prima età, essere stati molto trascurati nell'adolescenza, aver subito molte violenze all'interno del matrimonio, non essere stati in grado di accettare le proprie inclinazioni sessuali, etc. (Romme & Escher, 2006);

- Il sentire le voci di per sé non è correlato al disturbo schizofrenico. In ricerche condotte sulla popolazione generale, solo il 16% dell'intero gruppo di uditori di voci può essere diagnosticato schizofrenico (Romme & Escher, 2001);

- La prognosi del sentire le voci è più positiva di quanto generalmente percepito. Sandra Escher, nella sua ricerca con i bambini uditori di voci, ha seguito 82 bambini per un periodo di quattro anni. In quel periodo, il 64% delle voci dei bambini è sparito compatibilmente con l'apprendimento di come affrontare le emozioni e divenire meno stressati. Nei bambini le cui voci erano state psichiatrizzate e rese parte di una malattia senza ricevere la dovuta attenzione, le voci non sono sparite, ma sono peggiorate e lo sviluppo di quei bambini ha subito un ritardo (Romme & Escher, 2006).

Ci sono quindi abbondanti spunti per cercare di vedere le "voci" anche da altre prospettive, ma soprattutto il dato di fondo è che le si separi dal disturbo mentale.

Secondo la menzionata teoria di Jaynes, fino al 1300 udire le voci era una cosa comune. Il sistema di voci interveniva qualora occorresse prendere delle decisioni. Lo sviluppo dell'emisfero sinistro e del linguaggio avrebbe poi comportato una dislocazione della "voce-coscienza" all'interno del dialogo interiore. La coscienza ha quindi origine dalla scomparsa dell'udire voci collettivo, ovvero dal crollo del funzionamento della mente bicamerale. L'uditore di voci è, secondo l'autore, colui che riattiva il modello sovra esposto, in presenza di determinati fattori fisiologici, psicologici, personali. Inoltre è stato dimostrato che l'area dell'emisfero destro descritta da Jaynes, se stimolata elettricamente negli esseri umani, riproduce esperienze uditive simili a quelle provate da chi ode le voci[73].

Va quindi ricordato il percorso che lo stesso Carl Gustav Jung fece con le immersioni nel sogno, nel mito e nello spirito religioso; alcuni resoconti raffigurano esperienze allucinatorie, in linea con la considerazione dell'inconscio collettivo spirituale che tutti noi condividiamo (la visione archetipica). "Quando, nell'ottobre 1913, ebbi la visione dell'alluvione, mi trovavo in un periodo per me importante sul piano personale. (...) La visione dell'alluvione mi sopraffece e percepii lo spirito del profondo, senza tuttavia comprenderlo. Esso però mi forzò facendomi provare un insopportabile, intimo struggimento, e io dissi: 'Anima mia dove sei? Mi senti? Ti parlo, ti chiamo... Ci sei? Sono tornato, sono di nuovo qui'."[74].

---

[73] Julian Jaynes, *Consciousness and the Voices of the Mind*, http://www.julianjaynes.org/

[74]*La Repubblica*, 7 novembre 2010, *Il libro rosso* di Carl Gustav Jung

Per Romme e gli altri autori che condividono questa prospettiva il problema di fondo è di parlare delle voci con chi non le sente, e non è quindi in grado di capire cosa stia accadendo. La comunicazione reciproca fra le persone che odono voci è la soluzione pratica al problema; è un metodo che ha dato i risultati positivi.

Molti dei testi di questo orientamento sono dei manuali pratici, che trasmettono procedure concrete agli uditori; "Il fatto di sentire le voci generalmente non è 'il' problema per molte delle persone che incontriamo, sebbene possa contribuire ad altri problemi. Spesso i problemi sono: le relazioni con le proprie voci, come uno le interpreta, cosa fanno credere alla persona, che effetto hanno o come interferiscono con la propria vita, il fatto che inducono la persona a sentirsi bisognosa di aiuto. La metafora 'malattia' può essere utile in certi momenti della vita, ma può anche essere il vero problema."[75]

---

[75] Ron Coleman, *Lavorare con le voci*, EGA Editore, 2006

5. Caso clinico

5.1 Considerazioni introduttive

Il Tui Na è stato inserito organicamente tra le tecniche integrative solo recentemente. Si darà quindi brevemente conto anche dei percorsi di altre terapie che sono stati messi in atto.

Data la complessità della sindrome, si riporta un'anamnesi dettagliata ed articolata, con riferimenti anche a eventi, fatti e situazioni anche di tipo simbolico ed emotivo che sembrano strettamente correlati alla manifestazione acuta.

Ci sono state diverse integrazioni con tecniche di auto trattamento, il Qi Gong ed il Tai Ji Quan. Questo sia perché il soggetto ha esperienza di discipline orientali sia per realizzare una integrazione con l'approccio di MTC.

5.2 Il problema e le connessioni principali

P. T. negli anni precedenti al manifestarsi del problema ha praticato Aikido e successivamente Tai Ji Quan; ha praticato anche Qi Gong con alcuni insegnanti tra i quali la dottoressa Ma Xu Zhou. Ha quindi una certa conoscenza di pratiche energetiche e di medicine complementari, ed anche il suo MMG nell'epoca dell'episodio acuto ha un orientamento spiccato verso tali medicine.

P.T. è nata nel 1974, ed ha avuto un episodio acuto di psicosi nel novembre 2007, con una durata di circa tre settimane e manifestazioni di vario genere quali delirio, sdoppiamento di personalità, manifestazioni paranoiche, allucinazioni visive ed uditive. Nelle tre settimane in questione il sonno era ridotto a 2/3 ore per notte. Al verificarsi dell'episodio non ha voluto rivolgersi a strutture ufficiali sia per scarsa fiducia nelle strutture della zona che per la tendenza ad affidarsi a medicine complementari prima descritta. La fase acuta viene in un primo momento tamponata con l'utilizzo del Rescue Remedy di Bach, ed avrà una prima svolta con un intervento di trattamento con fumigazione ed impacchi di olio essenziale di Lavanda, che riesce a spezzare il circolo vizioso dell'insonnia[76] ed avvia un primo recupero complessivo. Successivamente, dopo una visita con uno psichiatra che utilizza però largamente psicofarmaci e viene quindi scartato, ci sarà una prima terapia con omeopatia unicista.

Al momento del verificarsi della crisi P.T. ha interrotto da quasi tre anni le pratiche di tipo orientale (salvo la partecipazione ad alcuni stage di Yoga) e pratica Danza mediorientale ma soprattutto frequenta un gruppo che svolge pratiche dei nativi nordamericani; questo aspetto si configura come particolarmente importante e sarà probabilmente il fattore traumatico scatenante.

L'inizio dei sintomi psicotici si verifica infatti al ritorno da una "capanna sudatoria" tenuta nel territorio di Redipuglia, in Friuli Venezia Giulia (vedremo che anche questo particolare, il luogo di svolgimento non sembra marginale, cfr. più avanti 5.4 *Aspetti simbolici e spirituali*). La pratica della "capanna sudatoria" (*Inipi* per i Lakota) è una cerimonia sciamanica (fondamentalmente iniziatica, purificatoria) che prevede la permanenza all'interno di una capanna all'interno della quale vengono solitamente portate dal "custode del fuoco" sette pietre incandescenti (o multipli di sette) fatte riscaldare all'esterno della capanna. Il conduttore della cerimonia procede a versare dell'acqua sulle pietre roventi, in modo che il vapore riempia la capanna. Il leader del gruppo appartiene al popolo Navajo, ed è un "Contrario" (Cfr. paragrafo 5.4).

Dopo l'ultima capanna, nel giro di due giorni infatti P.T. passa da una sorta di percezione di compenetrazione complessiva con gli elementi della natura, vegetali ed animali, alle manifestazioni dette. Elemento da non trascurare: ha partecipato quel mese a diverse capanne, subendo quindi una notevole

---

[76] Sulle proprietà contro l'insonnia della Lavanda si veda Andrew Chevalier, *Guida alle piante medicinali* Tecniche Nuove, 2001; Maria Fiorella Coccolo, *Guida pratica alle erbe*, Riza Psisomatica, 2005; per l'utilizzo in medicina antica di fumigazioni ed impacchi si veda Marina Ferrara Pignatelli, *Viaggio nel mondo delle essenze,* Franco Muzzio Editore, 1991; in Robert Tisserand, *Manuale di aromaterapia*, Mediterranee, 1995, tra le altre proprietà dell'olio essenziale vengono citate Anticonvulsivante, Antidepressivo, Antispastico, Ipotensivo, Nervino, Sedativo. Per la visione orientale, ed in particolare Taoista, Jeffrey C. Yuen, *Oli essenziali*, a cura di P. Brici, S. Garzanti e G Leardini, I Quaderni di Arcangea, 1996. Quest'ultimo indica le essenze floreali, tra le quali la Lavanda, come le più appropriate per le funzioni cerebrali superiori.

penetrazione di calore esterno secondo gli schemi della Medicina Tradizionale Cinese. L'ultima capanna è ricordata come molto critica, con clima molto freddo all'esterno (e ovviamente calore all'interno) accentuato dal pernottamento in tenda. Ricorda di aver preso un infuso del quale non conosce la composizione con il conduttore ed altri praticanti esperti la mattina dopo la capanna, subito prima di avviarsi in auto. Le prime manifestazioni iniziano durante il percorso di ritorno verso casa.

In precedenza, sembra ci sia stato un episodio simile anche se limitato nel tempo e nell'intensità in occasione di una seduta di Rebirthing; l'istruttore aveva messo in guardia che non si trattava di una tecnica adatta a chi avesse avuto un percorso di nascita difficile, ed in seguito a quella crisi P.T. <u>aveva quindi scoperto di essere nata in seguito a parto estremamente travagliato</u> per responsabilità del personale medico; come vedremo questo elemento è estremamente importante sia per l'inquadramento nella prospettiva della Medicina Tradizionale Cinese che per quello della psichiatria occidentale. Per inciso, anche sul sito di una delle più prestigiose scuole di Rebirthing (nonostante la maggior parte della letteratura di chi pratica la tecnica non riporti controindicazioni) nella sezione delle FAQ si legge *"Quali sono le controindicazioni alle sedute di Rebirthing? Le sedute sono idonee per tutti tranne per coloro che non possiedono un io ben strutturato e ancorato alla realtà. In questo caso é bene rivolgersi alla psicoterapia."*[77]

Va rilevato che <u>nei mesi precedenti all'episodio acuto P.T. riferisce un paio di episodi che sembrano corrispondere a crisi di panico</u>, avvenute in tardo orario serale con la persona già coricata.

Nello stesso periodo ha sofferto di forti dolori al fianco destro, in seguito ai quali ha eseguito una ecografia che ha evidenziato un versamento duodenale. Nell'interpretazione del MMG si è trattato di un disturbo a base largamente psicosomatica che è stato affrontato con trattamenti fitoterapici e regolazione dell'alimentazione. Il disturbo è sembrato superato, anche se la distanza temporale dall'episodio psicotico è solo di alcune settimane.

Un altro dato importante è <u>una situazione traumatica rispetto alla figura della madre</u>, alla quale è molto legata affettivamente in un contesto familiare conflittuale. Un paio di anni prima dell'episodio dissociativo, nel 2005, la

---

[77] European Rebirthing School, *Domande frequenti- FAQ,* <u>http://www.rebirthing-online.it/faq.shtml</u>

madre è stata investita da un'auto proprio di fronte a casa della persona, che ha quindi visto la scena immediatamente successiva fino all'arrivo dei soccorsi. C'è stato un esito di gravi danni ortopedici e dopo qualche mese di degenza è stata dimessa dall'ospedale ma nel frattempo le è stato diagnosticato un tumore e morirà quindi nel 2011. Il trauma ha portato P.T. a operare alcuni cambiamenti, tra i quali andare vivere per proprio conto pur mantenendo buoni rapporti con il marito, che peraltro è spesso lontano dalla residenza per motivi di lavoro; sono tornati a vivere insieme dopo l'episodio acuto.

A distanza quindi di diversi anni dall'episodio <u>persistono ancora alcune sintomatologie psicotiche importanti</u> quali:
1. Allucinazioni uditive;
2. Estrema difficoltà di relazione soprattutto con persone poco conosciute (che P.T. pone seppur parzialmente in relazione con le "voci" che si intensificano in queste occasioni);
3. Difficoltà di concentrazione e di memorizzazione (anche in questo caso con un certo peso delle allucinazioni uditive)

5.3 Principali metodiche utilizzate

Subito dopo l'episodio acuto del 2007, viene eseguita la citata prima visita psichiatrica, che non ha seguito in quanto viene prospettata una terapia a base farmacologica con interventi di psicoterapia. C'è quindi un primo intervento di un omeopata unicista che riduce alcuni dei sintomi più invalidanti. Dopo qualche mese, perdurando alcuni dei problemi principali, si decide di tentare altri approcci.

Il secondo intervento strutturato è operato nel primo semestre del 2008 da uno psichiatra che è anche esperto in terapia dei fiori di Bach, psicoterapeuta e nutrizionista. La terapia viene affiancata da sedute di psicoterapia tenute da una psicoterapeuta logisticamente più vicina, che utilizza ipnosi di Erikson. La psicoterapia utilizzata non dà risultati, ed anche la lontananza non rende produttivo il rapporto con il floriterapeuta, che viene quindi interrotto dopo circa 4 mesi.

Si passa quindi nella seconda metà del 2008 ad un secondo psicoterapeuta che è logisticamente più vicino. Anche in questo caso dopo qualche mese (nel corso del 2009) si decide di provare un ulteriore approccio terapeutico, e si inizia il rapporto tuttora in corso (da circa 7 anni) con uno psichiatra ed omeopata unicista.

Sono stati avviati anche cicli di agopuntura. Il primo, più continuo e strutturato, viene attuato nei primi mesi successivi alla crisi acuta (nella prima metà del 2008) da un medico cinese che opera in zona. P.T. ha però grossi problemi di sopportazione dell'infissione (che sembra diffusa in questo tipo di sindromi), tali da rendere impossibile la prosecuzione di questo primo ciclo.

Un secondo approccio di agopuntura nella seconda metà del 2008 sarà tentato con il maestro Sun Junqing, che è insegnante di Qi Gong ed agopuntore. È stato contattato inizialmente perché nel suo testo di Qi Gong[78] vengono citati diversi casi clinici di successo nel trattamento di depressione e schizofrenia. Insegna un Qi Gong di taglio semplice e dinamico ma con riferimenti di tipo arcaico, sciamanico; una sua traduzione del nome Wubaomen Qi Gong è appunto legata all'aspetto di tradizione "antica" del Qi Gong[79]; è insegnante della XX generazione della scuola taoista del Wudang Longmen Qi Gong e della XXV generazione del Daojia Qi Gong. In questo caso, oltre alla ipersensibilità già citata per l'infissione, i problemi logistici sono però importanti, in quanto il maestro in quel periodo risiede in Giappone e la sua frequenza in Italia è circa trimestrale, troppo diradata per dare al soggetto la percezione di un appoggio costante. Sarà però inserita la sua sequenza di Qi Gong come approccio di auto trattamento (cfr. paragrafo 5.6).

---

[78] Cfr. Sun Junqing, *Wudang Chikung*, Edizioni Mediterranee, 2002

[79] Il maestro traduce "Wubaomen" come "La via (Men, porta, come in Longmen, assume il significato di scuola, metodo) antica (sciamanica) per la salute".

5.4 Aspetti simbolici e spirituali

5.4.1 Considerazioni generali

Trattandosi di un disturbo dello Shen, ed essendosi scatenato a seguito di una pratica di tipo esoterico, è inevitabile una lettura sul piano appunto delle valenze simboliche e spirituali. È lapidario il primo commento del già citato maestro di Qi Gong ed agopuntore Sun Junqing, che è stato tra i primi ad affrontare la patologia. La sua prima reazione quando vede la persona è esclamare: "Qui è entrato uno spirito. Perché non rimedia chi ha combinato questo?". Viene immediatamente alla mente "l'andare e venire" degli Hun che Rochat de la Vallée accosta a varie patologie psichiatriche sia secondo la griglia interpretativa occidentale che della Medicina Cinese[80]. La stessa Rochat de la Vallée che come abbiamo visto assegna la denominazione di "anime" sia ad Hun che Po, afferma "Le anime che non ritornano al loro luogo di appartenenza in alto e in basso possono errare tra i viventi, cercando di compiere vendette o di nutrirsi: sono delle anime pericolose che ritornano, dei fantasmi che aspirano alla vitalità dei viventi, nel tentativo di possederli per saziarsi"[81].

Si può quindi rintracciare una connessione diretta tra Hun e Po disturbati ed una pratica di contatto proprio con "gli spiriti" sebbene per una tradizione differente. Ma, guardando in maniera trasversale alle tradizioni, nella raccolta del Pitrè sulle tradizioni della medicina popolare siciliana si legge: "La pazzia è effetto di spiriti maligni che invadono (...) l'infermo che è come sotto incantesimo ('ncantisimatu), istupidito ('ntammatu), invasato ('mmasatu).[82]"

---

[80] Cfr. Èlisabeth Rochat de la Vallée, *Hun e Po – Sanjiao e le vie dell'acqua*, I Quaderni di ScuolaTao, 2012 "[...] quindi il mio destino (ming) di uomo è diventare sempre di più uno spirito del cielo [...] Gli *hun* che non seguono gli spiriti, divengono invece una facoltà di ragionamento che non è ragionevole [...]. Che cosa caratterizza questi spiriti? Questo andare e venire".

[81] Èlisabeth Rochat de la Vallée, *Le 101 nozioni chiave della medicina cinese*, Red Edizioni, 2011

[82] Giuseppe Pitrè, *Medicina popolare siciliana*, Gruppo Editoriale Brancato, 1993

5.4.2 La pratica delle capanne sudatorie

In questo inquadramento, va quindi analizzato il ciclo di capanne sudatorie praticato subito prima dell'episodio acuto e che presenta almeno tre elementi importanti:

a) Il tipo di pratica
b) La conduzione del gruppo
c) L'ubicazione del luogo di pratica

Il tipo di pratica. Si è già accennato alla caratteristiche della pratica della Capanna sudatoria, in termini di cerimonia iniziatica e sciamanica di purificazione. La valenza simbolica generale della Capanna (anche al di fuori di quella specifica per i nativi americani) è di tipo iniziatico; è quella di "vestibolo che introduce all'altro mondo, ed è l'equivalente delle fauci del mostro , del drago, dell'urna e della giara funerarie (…). L'accesso all'altro mondo passa attraverso la morte e la putrefazione, ma gli iniziati usciranno dalla capanna animati da nuova vita, muniti di misteriosi tesori (…)"[83].

Nelle parole di uno sciamano del popolo dei Creek "La Capanna Sudatoria è un luogo sacro. Anche se non la chiamiamo chiesa, in essa preghiamo (…). È un modo antico che ha il nostro popolo per comunicare con il Potere Supremo (…) cerchiamo di entrare in contatto con il Creatore nel miglior modo possibile. Per prima cosa dobbiamo purificarci."[84] Si rimarca quindi il carattere spirituale della pratica ed il fatto che debba essere praticata con coscienza ed attenzione: "Quando conduco le cerimonia della Capanna Sudatoria, avverto le persone presenti di non fare preghiere troppo lunghe, perché quando usciranno dalla capanna dovranno camminare con quelle preghiere. Se sono troppo lunghe, potrebbero urtare ed inciampare nelle loro preghiere. (…) Devono condurre un'esistenza che non si trovi in opposizione con le loro preghiere."[85] La purificazione avviene con il calore trasmesso dalle sette pietre (una per il Creatore, una per la Terra, una per ognuna delle quattro direzioni ed una per tutti gli esseri viventi).

---

[83] Jean Chevalier, Alain Gheerbrant, *Dizionario dei simboli*, IV edizione, Rizzoli, 1988

[84] Bear Heart e Molly Larkin Il vento è mia madre. Vita e insegnamenti di uno sciamano pellerossa. Edizioni il Punto d'Incontro, 1996

[85] Ibidem

C'è una strutturazione molto complessa del concetto di Spiriti in quella cultura, spesso assimilati al vento, sulla quale non ci si può soffermare; tuttavia va rimarcato che i Navajo considerano che "(…) esistono pure i venti negativi e se non si sta attenti a mantenere il nostro vento interiore forte come è necessario, si dà la possibilità a quelle negatività di entrare in noi e di commettere colpe, cioè: pensare in modo errato, parlare male, vivere avventatamente (…). C'è chi afferma che alcuni di questi venti negativi possano essere gli spiriti di persone morte prematuramente (*cfr. più avanti, NdR*): tali entità si mostrerebbero come turbini."[86]

La considerazione di fondo è che si tratta di una pratica comunque impegnativa, che svuota il praticante nel percorso di purificazione. Sembra inoltre che la frequenza con la quale si siano tenute le cerimonie nei due mesi precedenti l'episodio acuto non sia usuale soprattutto per occidentali alle prime armi.

La conduzione del gruppo. Il gruppo è stato condotto nelle varie capanne da un nativo nordamericano che sosteneva di essere un "Contrario". Detti Heyoka (in lingua Lakota, non a caso il contrario di Okahey, "tutto va bene"), Chifone, Koshare, Hoxnoka, Koyemsi, "I *Contrari* erano, e sono tuttora, estremi in senso filosofico e cerimoniale (…) è facile individuarli immediatamente all'interno di una danza o di una sacra cerimonia, considerato che si tratterà ogni volta degli unici che si muoveranno fuori tempo, che daranno la schiena mentre tutti i loro compagni mostreranno il volto, che canteranno allorché ognuno tacerà, che sguaiatamente rideranno nel corso di un evento luttuoso o che piangeranno nel bel mezzo di una festa. (…) nascono come uomini comuni che a un certo punto della loro vita – rispondendo ad una precisa chiamata – si trovano a dover attuare un certo tipo di condotta (…). Li vedremo così di volta in volta divisi tra chi appartiene all'estate o all'inverno, tra chi è invischiato con il mondo delle anime o la terra dei morti, tra chi è interprete dei sogni di quelli che ambiscono a cercare il contatto con gli spiriti degli antenati, tra chi ha il potere di interrompere le precipitazioni atmosferiche allorché si fanno devastanti o di crearle laddove esse sono assenti (…)"[87]. Il potere di un Contrario (che si tratti di un guerriero

---

[86] Cfr. Enzo Braschi, *La conoscenza segreta degli indiani d'America*, Verdechiaro Edizioni, 2012

[87] Ibidem

o di un guaritore) deriva dall'elemento Tuono ed è quindi temibile, accostabile al Verbo creatore della nostra tradizione.[88]

Non si dispone di strumenti in grado di giudicare se questo tipo di appartenenza possa essere stato un ulteriore elemento critico; si sottolinea però che questo tipo di impostazione può essere agevolmente metabolizzato da un nativo americano in quanto del tutto interno alla sua cultura, mentre potrebbe essere un difficoltà aggiuntiva in un soggetto europeo che non ha elevata confidenza con quella cultura e quei contenuti spirituali. Non c'è stato nel caso specifico alcun intervento degno di nota da parte degli organizzatori e del conduttore delle pratiche di Inipi in seguito al problema verificatosi.

L'ubicazione del luogo. Le capanne sudatorie hanno avuto luogo nel territorio di Redipuglia, località del Friuli Venezia Giulia. Il luogo dove sono state praticate le capanne sudatorie è a breve distanza dal Sacrario militare di Redipuglia; citiamo Wikipedia: "(...) è un cimitero militare sito in Italia, dedicato alla memoria di oltre 100.000 soldati italiani caduti durante la prima guerra mondiale. Sorge all'interno del territorio comunale di Fogliano Redipuglia in provincia di Gorizia (Friuli-Venezia Giulia). Le enormi dimensioni e l'ampia area coinvolta a parco della memoria ne fanno il più grande sacrario militare d'Italia e uno dei più grandi al mondo."[89] Ospita quindi le salme di 39.857 caduti identificati e 60.330 caduti ignoti, oltre 100.000 in totale. Senza indulgere oltre, è quindi inevitabile sottolineare il Qi non proprio positivo del luogo[90].

Se poi si pensa alle qualità di Hun e Po viste in precedenza (soprattutto dei Po, affamati e vendicativi) va citata Rochat de la Vallée: "C'è un doppio aspetto yin yang nell'unità di *hun* e *po*: se io vengo assassinato da giovane e ingiustamente, produrrò un fantasma molto potente perché la vitalità dei miei

---

[88] Ibidem

[89] http://it.wikipedia.org/wiki/Sacrario_militare_di_Redipuglia

[90] Facendo un parallelo con pratiche energetiche ai quali siamo più avvezzi, in uno stage il maestro Sun Junqing consigliava di non praticare Qigong solo in tre tipologie di luoghi: cimiteri, ospedali e discariche di immondizia. È evidente che chi è ricoverato e pratica Qigong per sostenere la propria guarigione può farlo, ma il maestro indicava i luoghi dove si concentra Xieqi.

po è forte nella sua pienezza e la sua vitalità è inespressa"[91]. Non si dispongono di strumenti per supporre vitalità dei Po a quasi un secolo di distanza, ma è certo che la quantità di morti violente e "ingiuste" secondo la definizione prima vista fa una certa impressione.

Ulteriore nota sul Qi del luogo va fatta considerando altri episodi della storia recente del luogo dove sono state tenute le capanne sudatorie; la zona fu strappata con la forza ai residenti e venduta nel 1927 all'Opera Nazionale Combattenti: "Si scatenò una rivoluzione, guidata da il capo carismatico della piccola comunità de casoneri che popolavano quel tratto di Laguna: Giovanni Fumolo conosciuto come 'Barba Nane Strolo'(...) Nonostante le proteste veementi non ci fu nulla da fare e nel 1928 fu perfezionato l'atto di vendita all'Opera Combattenti." La zona fu bonificata da uomini provenienti dal Veneto e resta ancor oggi una sorta di area estranea al resto del territorio vicino[92]. Quindi ulteriori conflitti, rabbia, ingiustizie.

---

[91] Cfr. Èlisabeth Rochat de la Vallée, *Hun e Po – Sanjiao e le vie dell'acqua*, I Quaderni di ScuolaTao, 2012

[92] graisani.blogspot.it/2010/12/il-fossalon-di-grado.html

5.5 Intervento con Tui Na

L'intervento tramite Tui Na si è verificato in una fase molto successiva al manifestarsi della crisi acuta, quando la sindrome psicotica aveva già assunto connotati di cronicità. Mancano quindi dei dati diagnostici precoci che avrebbero potuto far meglio inquadrare la crisi acuta nei suoi percorsi energetici, e si è quindi dovuto fare in qualche misura un lavoro di analisi a ritroso, fermo restando il focus sulle manifestazioni energetiche manifeste ed attuali.

Come già evidenziato la tipologia di sindrome ha comportato, e comporta tuttora, uno schema di intervento di lungo termine. Il percorso di intervento tuinaistico viene quindi qui reso in forma semplificata, che può essere definita di "macro-capitoli". La dimensione più analitica dell'intervento è delimitata per motivi di spazio ad un periodo temporale delimitato.

Non si dà inoltre conto di malesseri di tipo contingente, dovuti a cause esterne quali per esempio il ristagno di cibo a seguito di eccessi alimentari o la penetrazione di patogeni esterni (principalmente vento e freddo) e conseguenti dolori muscolari correlati, a meno non siano riconducibili all'anamnesi generale e correlati nello schema di trattamento.

Il primo intervento strutturato di Tui Na si tiene all'inizio di luglio del 2012. In quell'occasione viene stilato un primo quadro di anamnesi esplicitato nel paragrafo che segue.

5.5.1 Anamnesi storica ed iniziale

I sintomi riportati spontaneamente sono i seguenti.
La problematica principale è quelle delle "voci" (allucinazione uditive) e dei loro effetti secondari. Testualmente:
"Voci cattive"
"Voci che interferiscono in tutto quello che faccio"
"Presenze esterne"
"Attacchi di panico"
"Difficoltà di riflessione"
"Difficoltà di concentrazione"
"Sensazione di vuoto emozionale"

Un altro sintomo importante viene definito come "scosse alla testa". L'esplicitazione è quella di forti fitte come scosse elettriche che si verificano in diverse aree (frontale alta, vertice, occipitale e parietale).

Forte prurito in area genitale. Sintomo che, per inciso, si accompagna spesso alle problematiche psicotiche da letteratura psichiatrica; una interpretazione in MTC viene fatta da M. Muccioli come vuoto del meridiano Luo del Fegato: "Vuoto: schizofrenia, la persona sente un'altra personalità forte o una voce (vento) che ne controlla l'agire. A livello fisico si ha "vento ai genitali", cioè prurito."[93]

C'è poi un aspetto di sintomi in area toracica (sempre testualmente): "Difficoltà e respirare" (meglio esplicitata in "abitudine costante alla dispnea e disagio nei tentativi di respirazione profonda con senso di vertigini"). In sostanza quindi la persona, sotto costante pressione emozionale, blocca il respiro ed ha seria difficoltà ad allungarlo ed a renderlo più profondo. "Oppressione al petto" (meglio esplicitata in "dolore al petto a fitte in zona sternale e costale laterale all'altezza del 5° spazio intercostale ").

È importante la percezione di dolore distensivo agli ipocondri, che può accompagnarsi o meno all'oppressione toracica ma è più frequente e disturbante.

Nausea, non continua ma soprattutto in occasione di stati di particolare turbamento emozionale.

L'approfondimento iniziale rinviene inoltre i seguenti dati anamnestici.

L'umore ha una tendenza di lungo periodo agli sbalzi, si susseguono momenti di euforia con momenti di depressione e c'è una tendenza agli scoppi d'ira intensi.

L'ambiente familiare di origine (padre, madre, fratello e sorella maggiori, da dove si è spostata da oltre 10 anni ma che continua a frequentare) mostra tensioni, contrasti e conflitti, soprattutto tra gli altri membri e soprattutto in relazione alla figura del padre. Gran parte degli eventi emozionali è vissuto passionalmente ed in maniera enfatizzata. Va sottolineata la situazione materna e relativi traumi come visto nel paragrafo 5.2. L'attuale ambiente familiare (vive con il marito e con diversi animali domestici) è invece l'unico ambito nel quale si sente rassicurata e nel quale le voci si affievoliscono e talvolta scompaiono.

---

[93] Cfr. M. Muccioli, Dispense del corso di Tui Na di ScuolaTao, *Luo: i canali di collegamento*, 2010.

C'è una lieve scoliosi al tratto lombare.

Come è stato scritto in precedenza, c'è il dato di una nascita in seguito a parto molto travagliato.

Il mestruo è regolare (ci sono occasionali ritardi), c'è sindrome premestruale caratterizzata da dolore distensivo al seno e agli ipocondri, gonfiore addominale, sbalzi di umore accentuati. Il sangue mestruale è abbondante i primi giorni per poi decrescere; il colore è rosso non particolarmente acceso, con coaguli piccoli. Il desiderio sessuale è molto basso.

L'appetito è buono; va rilevato che P.T. è rigidamente vegetariana (per scelta etica animalista più che nutrizionale). Ha uno stile alimentare piuttosto controllato con forte attenzione all'alimentazione, alla quale deroga però per golosità principalmente di dolci.

La sete è nella norma; predilige bevande tiepide in inverno e a temperatura ambiente in estate. Beve a piccoli sorsi.

Il livello di energia è buono considerato il quadro generale; soffre però di ipersonnia diurna soprattutto quando rientra dal lavoro e durante i weekend se non ha impegni.

In bocca tende a restare gusto sia amaro che, più frequentemente, acido.

Il sonno notturno è spesso disturbato da sogni (che definisce "frequenti, tristi, rumorosi, ostili", nei quali spesso ci sono conflitti, scontri e situazioni spiacevoli ed in qualche caso sono veri e propri incubi. In certi periodi (quelli di maggior recrudescenza) ci sono sia difficoltà ad addormentarsi che risvegli, spesso causati dai sogni stessi.

Il colorito è pallido, in modo molto marcato, con un pallore di tipo brillante che sembra indicare un deficit generale di Qi o di Yang piuttosto che di sangue.

La struttura fisica mostra un buon equilibrio generale, la statura è bassa ma c'è una buona struttura muscolo scheletrica ed un ottimo tono muscolare. C'è vigoria e buona resistenza alla fatica fisica.

Non ci sono grandi problemi costituzionali di vista, a parte qualche abbassamento temporaneo dovuto anche al tipo di lavoro (usa molto la vista perché lavora in una fabbrica di componenti elettronici, con pezzi piccoli e lavoro di precisione).

C'è occasionalmente mal di schiena soprattutto in zona lombare originata dal tratto sacrale.

Le feci hanno un andamento discontinuo, con alternanza di stipsi e feci morbide.

L'urina è riferita normale sia come quantità che come colorazione.

Il polso è normoritmico, you-li, xian. Leggermente più vuoto in piede in ambedue le braccia.

La lingua ha corpo normocromico, patina normale leggermente scura, è leggermente improntata ed ha leggermente arrossato il bordo sinistro in posizione di LV.

5.5.2 Valutazione energetica e trattamento

Come precisato in precedenza, bisogna supporre uno stato di serio squilibrio energetico in occasione della crisi acuta; il primo incontro in una prospettiva di intervento Tui Na si tiene dopo circa 5 anni dall'episodio acuto e quindi non erano più presenti i segni ed i sintomi dello squilibrio acuto, che si può supporre tra i quadri di squilibrio in eccesso di Cuore.

Al momento del primo incontro i segni ed i sintomi indicano prevalentemente uno squilibrio di Fegato. Ci sono diversi segnali di Vento (le voci nell'interpretazione di Muccioli, il prurito, le "scosse" alla testa) peraltro non suffragati da altri possibili segni né di Yang o Calore (vertigini marcate, rigidità agli arti, tremore della lingua o degli arti; parziale eccezione l'intensa attività onirica con frequenti incubi che sembrano rimandare alla liberazione di Yang) né di vuoto di Yin o Xue (tremore di lingua o arti, parestesie).

I segnali più marcati sono quelli di una Stasi di Qi del Fegato, soprattutto per lingua e polsi e per una serie di sintomi (dolore distensivo agli ipocondri, il quadro mestruale, l'umore, le feci, la lingua). Non sembra quindi una combinazione classica di sindromi del Fegato, né nello schema appreso a ScuolaTao[94] (nel quale il Vento viene ricondotto a eccesso di Yang o di Fuoco o deficit di Yin o Xue, vedi illustrazione) né nella suddivisione del Maciocia (per il quale il Vento di Fegato si origina per Calore estremo,

---

[94] Cfr. M. Muccioli, A. Cecconi, Dispense del corso di Tui Na di ScuolaTao, *Le sindromi di organo e viscere e di Qi e sangue*, 2010

Risalita di Yang a sua volta dovuta a deficit di Yin o Sangue, Fuoco di Fegato o Deficit di Sangue)[95].

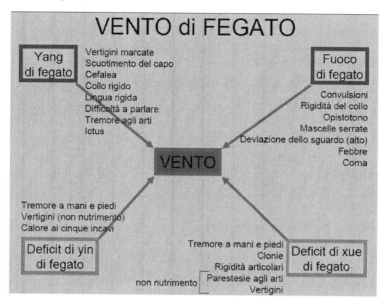

Figura 12: Inquadramento del Vento di Fegato nelle dispense didattiche di Scuolatao

In questo quadro va però riportata la notazione del Maciocia rispetto alle diverse sindromi di Fegato: "Il Fegato è differente dagli altri organi nel senso che le sue sindromi si manifestano spesso in combinazione. Nella pratica non è inusuale osservare due, tre, e a volte addirittura quattro sindromi del Fegato che si manifestano contemporaneamente. (…) In un certo senso, la frequente combinazione di diverse sindromi del Fegato è la controparte patologica del libero fluire del qi di Fegato. Così come in salute il qi del Fegato fluisce liberamente in tutte le direzioni, in tutti gli organi e le parti del corpo, in patologia lo stesso flusso del qi del Fegato in ogni direzione e in ogni parte del corpo causa la comparsa simultanea di diverse sindromi."[96]

Si è quindi inizialmente ipotizzata una coesistenza di **Stasi di Qi di Fegato** e **Vento di Fegato** come sindromi costituzionali di eccesso, che dovrebbero

---

[95] Giovanni Maciocia, *I fondamenti della medicina cinese*, Elsevier Masson, 2007

[96] Giovanni Maciocia, *I fondamenti della medicina cinese*, Elsevier Masson, 2007

aver portato alla rottura dell'equilibrio in occasione dell'episodio acuto. Volendo fare un'analisi retroattiva nell'esplodere della fase acuta potrebbe essersi verificato uno sviluppo marcato di calore[97] nella condizione di Stasi di Qi (anche per il forte calore esterno apportato dalle capanne sudatorie praticate) che ha trasformato una condizione di "Shen ostruiti" in una di "Shen instabili" secondo la classificazione operata da Bernini nelle dispense didattiche di Scuolatao[98]. Tuttavia questa resta un'ipotesi in base ai dati ed alle osservazioni possibili.

I principi di trattamento utilizzati sono stati quindi:
- Eliminare il Vento di Fegato, utilizzando GB20 come punto prossimale e LR3 come punto distale.
- Far muovere il Qi del Fegato, utilizzando GB34, GB41 e PC6.
- Calmare lo Shen, utilizzando il punto più canonico a questo fine, HT7.

La sequenza di trattamento, secondo lo schema messo a punto da Crespi ed Ercoli[99], che è stata utilizzata è la seguente.

---

[97] Cfr. Elisa Rossi, Shen – Aspetti psichici nella medicina cinese: i classici e la clinica contemporanea. Casa Editrice Ambrosiana, 2002

[98] Cfr. Attilio Bernini, Dispense del corso di Tui Na di ScuolaTao, *Emozioni e stress*, 2011

[99] Cfr. Lidia Crespi, Paolo Ercoli, Vito Marino, *Manuale di Tui Na*, Casa Editrice Ambrosiana, 2011

Fase	Tempo minuti	Modalità di lavoro		Esecuzione in	Tecniche utilizzate
Apertura Posizione seduta	5	Distensione - Linee	Testa	L Dispersione	Na Wu Jing
			Meridiani GB BL		Sao San Fa
	10	Punti	Testa	L Dispersione	An Rou Fa, An Fa
			GB20		
Posizione prona		Distensione-muscolatura	Schiena, Fianchi	L Dispersione	Rou Fa, Gun Fa, Tui Fa
	15		Primo ramo mer. BL; mer. GB		
Centrale	20	Linee	Gambe, Meridiano GB	L Dispersione	Rou Fa, Tui Fa, Na Fa
Posizione supina	25	Punti	GB34, GB41	Dispersione	An Rou Fa, An Fa
	30	Linee	Gambe, Meridiano LR	L Dispersione	Rou Fa, Tui Fa
	35	Punti	LR3	Dispersione	An Rou Fa, An Fa
Chiusura	40	Linee	Braccia, Meridiani PC-HT	L Dispersione	Rou Fa, Tui Fa
	45	Punti	PC6, HT7	Dispersione	An Rou Fa, An Fa

Figura 13: Schema di trattamento della prima fase luglio-agosto 2012

Si è scelto un trattamento in dispersione, anche se sono presenti alcuni segni di deficit, sia per la natura tipicamente da eccesso della sindrome di base sia per poter verificare i diversi effetti dei principi di trattamento.

Si è inoltre inserita una parte di decontrazione della schiena sia per verificare lo stato della muscolatura della schiena e di eventuali zone di contrazione che per l'azione complessivamente riequilibrante del passaggio leggermente dispersivo lungo il primo ramo del meridiano di BL sui relativi punti Shu del dorso. Si è quindi individuata una zona di contrazione in area dorsale in corrispondenza della leggera scoliosi rotatoria (zona lombare).

Il trattamento è stato somministrato a cadenza settimanale per la durata di sei settimane, e si è quindi protratto per i mesi di luglio ed agosto del 2012.

Gli effetti del primo ciclo di trattamento hanno evidenziato i seguenti risultati:

- Miglioramento della situazione di dolore distensivo nella zona dell'ipocondrio, limitando notevolmente questa tipologia di disagio; va rilevato che si è osservato un leggero peggioramento nelle prima settimana di trattamento.
- Un generale miglioramento del sonno, soprattutto per la difficoltà ad addormentarsi. C'è stata una diminuzione dell'attività onirica e dei risvegli notturni.
- Il quadro generale dello Shen sembra mostrare una leggera stabilizzazione, per quanto non percepita dal soggetto in chiave positiva.
- È cessato del tutto il prurito in area genitale.

- Non viene più riferito spontaneamente in questa fase il complesso di fastidi in area toracica; in seguito a domanda viene messo in stretto collegamento a stati emozionali perturbati.
- C'è una leggera regolarizzazione delle feci, anche se si presentano ancora feci morbide a seguito di squilibri emozionali o eccessi alimentari. Viene citato il caffè come causa primaria.
- Non sembra avere invece segnali miglioramento la sintomatologia più invalidante, quella delle "voci", benché questo non fosse obiettivo primario anche sulla base della letteratura consultata[100].
- Altrettanto statica sembra la situazione di sociopatia e di disagio nelle relazioni sociali e personali, con alcune eccezioni. Per questo sintomo peraltro il Deadman riporta una specifica combinazione di punti ripresa da "Formule da mille ducati" (KI4 e PC4 "Paura e terrore della gente")[101] che non è stata utilizzata in questa fase in quanto il Deadman stesso pone il sintomo in relazione a vuoto del canale di Rene e/o ristagno di sangue al livello del Cuore che non sembrano ricorrere in questo caso.
- Un ulteriore sintomo che non sembra beneficiare della sequenza utilizzata nella percezione del soggetto è la forte cefalea, che si ripresenta periodicamente. Tuttavia su questo sintomo non c'è un riferimento statistico preciso.

I dati anamnestici generali dopo il primo ciclo sono:
- Non si osservano variazioni di rilievo nelle condizioni di lingua e polso. La prima ha mostrato lievi variazioni nella consistenza della patina (in corrispondenza soprattutto di disordini alimentari) e talvolta lieve arrossamento del bordo sinistro.
- Le condizioni generali sembrano risentire soprattutto di tensioni nelle relazioni lavorative e personali. Anche in questo caso il problema delle voci viene comunque citato come un fattore che aggrava tutto il contesto, in quanto si intensificano proprio in occasione di contatti relazionali inducendo estrema tensione ed influenzando di conseguenza tutta la sfera emozionale.

---

[100] Ci si riferisce in particolare al lavoro di Ron Coleman, cit.

[101] Peter Deadman, Mazin Al-Khafaji, Kevin Baker, *Manuale di agopuntura*, Casa Editrice Ambrosiana, 2000

- Restano i segnali di deficit di base, quali il pallore e una certa tendenza all'ipersonnia fuori dall'orario di lavoro. C'è però da dire che in quelle fasce orarie il soggetto tende a rilasciarsi completamente guardando principalmente la televisione, vista anche come antidoto alle "voci" in quanto tiene impegnata la mente a seguire le trasmissioni.
- Si è ripresentato un sintomo già presente prima della crisi acuta, una sorta di congestione con irritazione dei condotti nasali con forte prurito, tendenza alla formazione di croste ed al sanguinamento.

Le macro evidenze secondo la MTC sembrano quindi essere:
- È stato mobilizzato il Qi di Fegato, che però appare come uno degli squilibri centrali (se non lo squilibrio centrale). Come si vedrà più avanti, la sindrome tende a ripresentarsi. Gli effetti sono positivi, ma parziali.
- Pur nella prospettiva di una regolarizzazione complessiva dello Shen e dell'approccio alle "voci", al momento il sintomo più problematico e prioritario è la forte cefalea ("scosse alla testa"), anche perché le procedure per disperdere il Vento non hanno dato il risultato sperato. Vanno quindi riviste queste procedure.
- Lo squilibrio dello Shen tende a produrre ulteriori squilibri energetici, producendo alcuni segni e sintomi di difficile inquadramento sindromico; un esempio lampante è la recrudescenza di un sintomo ad andamento cronico come quello del prurito al naso.

In corrispondenza con la pausa estiva c'è stata una sospensione del trattamento per alcune settimane.

5.5.3 Secondo blocco di trattamenti

Alla ripresa in settembre l'osservazione del quadro diagnostico generale non presenta mutazioni significative rispetto alle ultime osservazioni. Nella gerarchia degli aspetti problematici le "voci" sono sempre al primo posto, accompagnate e correlate allo stato di confusione mentale; questi due sintomi continuano ad indurre il comportamento sostanzialmente sociopatico.

Le "scosse" alla testa proseguono anche se adesso sono più discontinue, ed anche la sensazione di disagio e distensione in area toracica si ripresenta anche se in modo meno continuo. Continua la sensazione di blocco del respiro.

Si ripresentano, anche se meno acuti, il complesso di dolore e distensione negli ipocondri (a volte localizzato in un solo lato) e l'oppressione toracica con medesima localizzazione in area cordiale.

C'è sensazione di calore, accompagnata da sapore amaro in bocca con afte. Bocca calda e asciutta la notte

Si è affievolito il sintomo del blocco nasale. Al momento non ci sono segni di rilevo. Come detto presenta però caratteristiche di cronicità.

Un sintomo che non era stato osservato in precedenza è dolore in area lombare, che origina in apparenza in zona sacrale. A volte diventa anche un leggero impedimento funzionale. Il soggetto tende a metterlo in relazione all'attività lavorativa e fisica in generale, in particolare alle passeggiate quasi quotidiane (si alterna con il marito) del cane che è di grossa taglia e molto attivo.

Le urine sono più scure rispetto al ciclo precedente. Le feci sono ancora alternate, morbide e secche.

Non ci sono variazioni nel quadro ginecologico.

La lingua è ancora con corpo normocromico, che è però più arrossato delle osservazioni precedenti; anche la patina è più scura ed asciutta, i bordi i e la punta sono arrossati, più rossi del corpo.

Il polso tende a variare con una certa frequenza. Le osservazioni ricorrenti sono comunque di ritmo normale (a volte leggermente rapido), sempre you-li e xian e sempre leggermente più vuoto in piede in ambedue le braccia.

La valutazione di fondo è quindi un'evoluzione della Stasi di Qi di Fegato in **Stasi di Qi di Fegato con Calore**. Il disagio in area toracica con la dispnea sembrano inoltre indicare che **il Calore tende a trasmettersi al Cuore**, vista la localizzazione dell'oppressione in area toracica. Le sindromi di eccesso sembrano tuttavia poggiare su un **Deficit di fondo**, poiché restano presenti alcuni sintomi quali il colorito pallido: l'ipotesi è di un deficit di Qi.

Si è scelto quindi di combinare dei punti che, oltre a muovere il Qi di Fegato, disperdano calore sia di Fegato che di Cuore, scegliendo modalità di spiccata dispersione del Calore. Va rilevato che, già nella fase precedente, si è tentato l'utilizzo del punto DU20 Baihui per le sue funzioni di pacificare il Vento, nutrire il mare dei Midolli, beneficiare il Cervello e di calmare lo Shen[102] ma il trattamento del punto risulta fastidioso ed insopportabile.

I punti prescelti sono quindi GB34, LV2 per il Fegato; HT8 e HT9 per il Cuore. In alcuni sedute, quando il disagio lombare è più rilevante, viene aggiunto BL40 per il problema specifico.

Per il problema delle "scosse alla testa" che risulta uno dei più invalidanti, si è cercata una variazione. sostituendo GB20 che pur essendo un punto indicato sia per vento esterno che interno[103], non risulta abbastanza specifico. Viene scelto GB12 Wangu che ha un'indicazione simile, sebbene l'indicazione del Deadman nel testo inglese non sembra perfettamente aderente. Infatti l'italiano "Scosse al capo"[104] potrebbe anche essere inteso come il sintomo specifico, mentre nel CD-ROM in inglese la stessa indicazione è "Shaking of the head"[105] e sembra quindi riferirsi più a tremori in generale del capo che a questa sensazione di "scosse".

Vengono eliminati Na Wu Jing e Sao San Fa, che non hanno prodotto variazioni di rilievo nella sintomatologie delle "scosse" alla testa; si opta per eseguire delle manovre di decontrazione in zona nuca e parte superiore del trapezio come Gun Fa, Tui Fa e Na Fa.

Si inseriscono quindi alcuni punti di tonificazione generale del Qi, a chiusura del trattamento: ST36 (anche per le valenze del punto rispetto allo Shen[106]) e REN6.

Purtroppo il trattamento è piuttosto lungo e complesso per poter efficacemente tonificare il vuoto sottostante alle sindromi da pieno, ma le

---

[102] Cfr. Peter Deadman, Mazin Al-Khafaji, Kevin Baker, *Manuale di agopuntura*, Casa Editrice Ambrosiana, 2000

[103] Ibidem

[104] Ibidem

[105] Cfr. Peter Deadman, Mazin Al-Khafaji, Kevin Baker, *A manual of acupuncture CD-ROM*, The Journal of Chinese Medicine Publications, 2000

[106] Cfr. Peter Deadman, Mazin Al-Khafaji, Kevin Baker, *Manuale di agopuntura*, Casa Editrice Ambrosiana, 2000

sintomatologie sono numerose ed il quadro energetico appare complesso come in tutti i quadri di problematiche allo Shen di una certa portata.

I principi di trattamento utilizzati:

- Eliminare il Vento interno alla testa, mediante GB12.
- Muovere il Qi del Fegato, utilizzando GB34.
- Purificare il Calore di Fegato con LV2; purificare il Calore di Cuore con HT8 e HT9
- Tonificare il Qi con ST36
- Utilizzare alcuni dei punti sopra elencati anche per la loro specifica funzione di Calmare lo Shen, in particolare GB12, HT8, HT9, ST36.

Il trattamento si protrae anche in questo caso per sei settimane a cadenza settimanale. Lo schema di trattamento è strutturato come segue.

Fase	Tempo minuti	Modalità di lavoro		Esecuzione in	Tecniche utilizzate
Apertura		Distensione	Nuca	L Dispersione	Rou Fa, Tui Fa, Na Fa
Posizione seduta	5				
		Distensione	Spalla alta, trapezio	L Dispersione	Rou Fa, Gun Fa, Tui Fa
	10				
Centrale		Punti	Testa	Dispersione	An Fa, An Rou Fa
	15		GB12		
Posizione supina		Linee	Gambe, Meridiani LV e GB	L Dispersione	Rou Fa, Tui Fa
	20				
		Punti	GB34, LV2	Dispersione	An Rou Fa, An Fa
	30				
		Linee	Braccia meridiano HT	L Dispersione	Rou Fa, Tui Fa
	35				
		Punti	HT8, HT9	Dispersione	An Rou Fa, An Fa
	40				
		Punti	ST36	Tonificazione	An Fa, Ji Fa
	45				
Chiusura		Dinamica del Qi	REN6	Tonificazione	Mo Fa
	50				

Figura 14: Schema di trattamento della seconda fase settembre-ottobre 2012

I maggiori effetti del secondo ciclo sono:

- L'eliminazione delle "scosse" alla testa; con una iniziale trasformazione in una cefalea "profonda e a onde". L'utilizzo di GB12 Wangu ha quindi efficacemente contrastato questo sintomo da Vento. Ci sono ancora delle "fitte" sporadiche che però non hanno le caratteristiche del fastidio precedente.
- Anche il dolore distensivo agli ipocondri risulta superato. Permane in forma sporadica l'oppressione toracica.
- Ulteriore miglioramento del sonno. Resta una certa attività onirica, che aumenta in corrispondenza a periodi di carico emozionale. Ci sono a volte dei risvegli.

- Resta stabile la situazione delle "voci", mentre lo stato complessivo dello Shen presenta un ulteriore, lieve miglioramento.
- Non sembra invece produrre la tonificazione cercata il trattamento di ST36 e REN6.

Anamnesi a fine ciclo:

- La lingua: a fine ciclo l'arrossamento sia di corpo che soprattutto dei bordi è scomparso. La patina è meno asciutta ed è meno scura.
- Il polso mantiene le sue caratteristiche consuete: normoritmico, youli, xian. A volte il piede in ambedue i lati risulta più vuoto.
- Le condizioni generali sembrano migliorare ulteriormente rispetto al primo ciclo. Su questo aspetto però la soddisfazione soggettiva del soggetto è relativa, in quanto focalizzato sui sintomi psicotici ed in particolare sulle allucinazioni uditive che si mantengono stabili.

Evidenze di MTC:

- Il Vento interno è stato eliminato.
- Il Calore rilevato è stato purificato.
- La Stasi di Qi di Fegato è stata ulteriormente mobilizzata.

È seguita una pausa di due settimane nel ciclo di trattamento.

5.5.4 Terzo blocco di trattamenti

La terza fase di trattamento si è svolta in novembre e dicembre 2012.

Il quadro generale presenta la consueta incidenza dei sintomi dello Shen, quali quelli di tipo allucinatorio uditivo, con i correlati problemi di concentrazione e di chiarezza mentale. È rilevata quindi ancora la problematica di relazione.

Viene citato come sintomo nuovo e di natura piuttosto invalidante una cefalea molto acuta che parte come di tipo oculare ma poi prende "tutta la testa" senza distinzioni; a volte c'è una concentrazione in area occipitale accompagnata da sensazione di calore nella zona. È accompagnata da fotofobia e rigidità e dolori nucali; dura in genere un paio di giorni con insorgenza nel corso di una mezza giornata. La prima ricorrenza si accompagna a patina linguale bianca con corpo pallido e bordi arrossati, sensazione di freddo e brividi, provoca sonnolenza e necessità di sdraiarsi. Il primo attacco pare quindi dovuto anche a concomitante penetrazione di Vento-Freddo. Il sintomo però tende a ripresentarsi ad intermittenza anche in assenza di evidenti penetrazioni di patogeni esterni.

Osservato ancora il disagio in area toracica, che si accompagna al quadro visto inizialmente (dispnea da ansia). Altre osservazioni ancora stabili, quali il pallore di tipo brillante, la buona energia fisica e un buon livello di adattamento alla situazione nonostante la problematica piuttosto seria.

C'è il consueto alternarsi di feci molli e secche. L'urina è considerata normale sia per quantità che colorazione.

Quadro ginecologico come nelle precedenti osservazioni.

La lingua è quasi sempre improntata, per il resto tende a variare nelle singole osservazioni da normocromica a leggermente arrossata. In questo periodo si rileva mediamente una assenza di patina nel terzo anteriore; generalmente c'è patina spessa in radice, a volte giallastra.

Anche il polso tende a variare; si mantiene generalmente normoritmico e youli ed è quasi sempre xian, generalmente a sinistra.

Per la cefalea oculare e nucale il punto di riferimento sembra essere BL1, soprattutto per la correlazione con la fotofobia secondo Deadman; il carattere imperioso e mobile segnala un sintomo da Vento (probabilmente interno vista l'anamnesi generale) e quindi a completamento dapprima è stata messa in atto la procedura di estrazione del Vento secondo la dottoressa Ma Xu Zhou che prevede il progressivo trattamento di DU16, GB20 e BL12 sulla base della nomenclatura dei punti: dal "magazzino" alla "palude" e quindi alla "porta" del Vento[107], con variazione finale di coppettazione fissa su BL12. Funziona egregiamente al primo trattamento e perde poi gradualmente di efficacia. Il processo è da mettere in relazione all'iniziale concomitanza di penetrazione di Vento e Freddo esterni per i quali la sequenza era funzionale, mentre in seguito probabilmente il sintomo doveva essere dovuto ad un

---

[107] Appunti personali ai corsi Base ed Istruttori di Qi Gong e martelletto metodo Ma Litang con la dott.ssa Ma Xuzhou e la dott.ssa Giulia Boschi, 2006/2015

residuo di patogeni interni (Vento). Viene quindi sostituita da una combinazione che include anche BL5 cha ha un ventaglio di azioni più ampio oltre che su Vento anche su Yang e Calore[108]; per l'estrazione dei patogeni vengono quindi trattati i punti distali del meridiano di Vescica, BL60 per l'azione sul distretto della nuca e BL67 per estrarre i patogeni ed il governo dell'estremità opposta del meridiano nell'area dell'occhio. Si tratta anche un punto fuori meridiano, Yiming. Accanto ad Anmian, punto rilevante per il trattamento dell'insonnna, è compreso nel protocollo dei Qigong per la vista del metodo Ma Litang[109], ed il suo stesso nome "Luce che protegge" indica una certa efficacia nei problemi oculari. La localizzazione del punto, molto vicino a GB12 che è stato il punto efficace per le "scosse alla testa", presenta qualche difficoltà soprattutto in digitopressione. La localizzazione dei tre punti (GB12, Yiming ed Anmian) è piuttosto complessa considerando la vicinanza tra i tre punti e le differenze di localizzazione nei diversi atlanti di agopuntura.

Per l'aspetto energetico generale si apre una riflessione che investe tutta l'anamnesi. Come detto in precedenza ci sono segni di deficit (pallore) che non hanno beneficiato di una generale tonificazione del Qi. Sull'interdipendenza tra Jing e Shen in Medicina Cinese si è ampiamente detto al paragrafo 2.1: "Quando i due Jing si combinano, questo si chiama Shen". Si riprende in esame soprattutto l'aspetto prenatale e natale. Come detto, il parto è stato molto travagliato per imperizia del personale medico; approfondendo l'argomento si evidenzia però come la madre sia stata vittima di depressione e conflitti familiari, probabilmente anche durante la gravidanza. Questo aspetto, unitamente a sintomi quali la scoliosi (peraltro condivisa da madre e sorella), il dolore lombare, la caduta di capelli sembrano indicare uno stato di **deficit del Jing**. Il Jing genitoriale si unisce al momento del concepimento con quello cosmico, che poi entra di nuovo da GV20 Baihui al momento della nascita[110]. Dieta, emozioni e stato di salute della madre durante la gravidanza sono anch'essi da annoverare tra le cause

---

[108] Cfr. Peter Deadman, Mazin Al-Khafaji, Kevin Baker, *Manuale di agopuntura*, Casa Editrice Ambrosiana, 2000

[109] Appunti personali ai corsi Base ed Istruttori di Qi Gong e martelletto metodo Ma Litang con la dott.ssa Ma Xuzhou e la dott.ssa Giulia Boschi, 2006/2015

[110] Cfr. Carla Larini, Dispense del corso di Tui Na di ScuolaTao, *Jing*, 2008

delle malattie dello jing e dello shen[111]. Il Jing, quindi la dotazione celeste e genitoriale che sembra ricorrere anche da un punto vista occidentale di cui sembrano trovarsi alcune conferme[112]. In particolare proprio la citata complicazione del parto è individuata come un fattore: "L'eziopatogenesi è multifattoriale secondo il modello biopsicosociale: sulla base di una predisposizione genetica e familiare si sviluppa una complessa interazione tra fattori aggressivi e protettivi di natura ambientale (fisici e psichici) che può dare luogo all'esordio della malattia. La teoria più accreditata attualmente è quella del disturbo del neurosviluppo, secondo la quale esiste un'alterazione delle fasi dello sviluppo del sistema nervoso centrale (formazione e migrazione neuronale, sinaptogenesi, pruning, apoptosi, mielinizzazione), condizionata da fattori genetici, ostetrici (infezioni, malnutrizione, diabete mellito, fumo e complicazioni del parto) e parentali (esperienze relazionali precoci)"[113].

Il deficit di Jing è quindi sicuramente componente importante sia nell'anamnesi generale che nella probabile patogenesi: Il Jing che normalmente insieme con la Yuan Qi tiene sotto controllo i patogeni (interni o esterni) mantenendoli in latenza ("fuqi"), in caso di deficit non può fornire alla persone le adeguate protezioni, lasciando che i patogeni si manifestino in forma cronica[114]; in questo sono probabilmente arrivati allo Shen. Così si è potuto sviluppare il Fuoco di Cuore (o più probabilmente di Fegato su base di Stasi, visti segni e sintomi osservati) che ha portato all'episodio acuto.

Anche il Jing acquisito per via alimentare, vista la dieta vegetariana con qualche sregolatezza, può avere qualche insufficienza. Viene quindi suggerito, dato anche il tipo di dieta abituale (vegetariano e biologico, con

---

[111] Cfr. Attilio Bernini, Dispense del corso di Tui Na di ScuolaTao, *Emozioni e stress*, 2011

[112] Peraltro con un certo peso della variabile ambientale: l'analisi statistica mostra infatti che la percentuale di incidenza si alza nei bambini adottati figli di schizofrenici, ma anche che è sopra la media la percentuale di bambini adottati da genitori schizofrenici. Cfr. Andrea Mazzeo, *Psichiatria per tutti*, Società Editrice Dante Alighieri 2012

[113] Schizofrenia in "Dizionario di Medicina" – Treccani www.treccani.it/enciclopedia/schizofrenia_res-604c8b17-9083-11e1-9b2f-d5ce3506d72e_(Dizionario-di-Medicina)/

[114] Cfr. Carla Larini, Dispense del corso di Tui Na di ScuolaTao, *Jing*, 2008

buon Jing quindi in termini di freschezza ed energia vegetale) l'aggiunta di germogli alla dieta, quale alimento che può fornire un buon apporto di Jing acquisito.

Come punti per nutrire il Jing la letteratura[115] indica BL23, BL52, KI3, KI6, i primi più per il tramite della tonificazione del Rene in generale e dello Yang, i secondi per l'aspetto più diretto sullo Yin del Rene. Sono citati anche punti importanti per il midollo (GB39); SP6 per l'effetto complessivo su Yin (è riunione dei tre Yin della gamba) e sangue/liquidi; REN4 per la forte azione su Yuan Qi oltre che Jing e Rene. Nel caso specifico, si ritiene che la predominante sia di deficit dello Yin, ma non esente da manifestazioni di deficit Yang, e qui vale la considerazione di Maciocia: "Tuttavia (...) lo *yìn* dei Reni e lo *yàng* dei Reni hanno la stessa radice e non sono altro che due manifestazioni della stessa identità; quindi in condizioni patologiche, un deficit di *yìn* dei Reni implica necessariamente, in grado minore, anche un deficit di *yàng* dei Reni, e viceversa."[116] Si decide quindi provare la combinazione più mirata allo yin, con KI3 e KI6, SP6 e chiusura come dinamica del Qi, privilegiando il versante yin del corpo, in REN4.

Una ulteriore valutazione riguarda il sintomo specifico delle voci. La indicazioni per "visione di fantasmi" sono LI5, LI7, ST40, ST41, BL10, BL61, DU12[117]; però in questo caso non si tratta di "visione" e vengono quindi ritenuti inadeguati. Appare più adeguata la categoria di "possessione" di fantasmi, considerando anche gli aspetti simbolici e spirituali considerati ed il probabile coinvolgimento di Hun e Po per l'aspetto uditivo: gli Hun sono l'andare e venire, l'uscita verso i sogni (sono quindi coinvolti anche nel ritiro sociale); i Po gestiscono gli orifizi; ambedue condividono il carattere degli Spiriti della Terra, Gui. I punti in questo caso sono ST32, SI16, PC5, LU3. Di questi, LU3 e SI16 sono anche punti "Finestra del Cielo" ed hanno quindi una

---

[115] Cfr. Peter Deadman, Mazin Al-Khafaji, Kevin Baker, *Manuale di agopuntura*, Casa Editrice Ambrosiana, 2000; Giovanni Maciocia, *I fondamenti della medicina cinese*, Elsevier Masson, 2007; Susanna Dowie, *Acupuncture: an aid to differential diagnosis*, Churchill Livingstone Elsevier, 2009

[116] Giovanni Maciocia, *I fondamenti della medicina cinese*, Elsevier Masson, 2007

[117] Peter Deadman, Mazin Al-Khafaji, Kevin Baker, *Manuale di agopuntura*, Casa Editrice Ambrosiana, 2000

forte valenza per la discesa del Qi dall'alto verso il basso; in generale liberano i passaggi del Qi tra capo e corpo[118]. Alcuni di loro (SI16, DU16, TE16, BL10 e LU3) sono efficaci nel trattare disturbi psichici da risalita del Qi[119]. Si opta dopo una analisi per il punto SI16 che tra le indicazioni ha "giova all'orecchio, alla gola, alla voce"[120]. È anche punto del meridiano divergente di SI: "La coppia di divergenti SI-HT è correlata a sangue e fluidi, ma con una precisa relazione al petto ed ai midolli"[121].

Oltre a queste aree di trattamento, è necessario prevedere un passaggio per calmare lo Shen e regolare il Qi di Cuore. Si sceglie a questo fine HT5 Tongli.

Il trattamento deve quindi prevedere:

- Trattamento in dispersione per la stasi locale che causa la cefalea oculare
- Trattamento in dispersione per stabilizzare lo Shen ed il Cuore
- Trattamento in tonificazione per sostenere il Jing.

Fase	Tempo minuti	Modalità di lavoro		Esecuzione in	Tecniche utilizzate
Apertura		Distensione - Linee	Testa	L Dispersione	Na Wu Jing
Posizione seduta	5		Meridiani GB-BL		Sao San Fa
		Punti	Testa	Dispersione	An Rou Fa, An Fa
	15		BL1, BL5, Yiming		
Posizione prona		Distensione - Linee	Schiena, Fianchi	L Dispersione	Rou Fa, Gun Fa, Tui Fa
	20		Primo ramo mer. BL		
Centrale		Punti	Meridiano BL piede	Dispersione	An Rou Fa, An Fa
	25		BL60, BL67		
		Linee	Braccia meridiano HT	L Dispersione	Tui Fa, Rou Fa
	30				
Posizione supina		Punti	Braccia meridiano HT	L Dispersione	An Rou Fa, An Fa
	35		HT5		
		Linee	Meridiani Yin gamba	Tonificazione	Tui Fa, Li Fa
	40				
Chiusura		Punti	Meridiani Yin gamba	Tonificazione	An Rou Fa, An Fa
	45		KI3, KI6		
		Dinamica del Qi	REN4	Tonificazione	An Rou Fa, Zhen Fa, Mo Fa
	50				

Figura 16: Schema di trattamento terza fase novembre- dicembre 2012

Note:

[118] ibidem

[119] M. Muccioli, Dispense del corso di Tui Na di ScuolaTao, Meridiani e punti di agopuntura, 2010

[120] Peter Deadman, Mazin Al-Khafaji, Kevin Baker, Manuale di agopuntura, Casa Editrice Ambrosiana, 2000

[121] M. Muccioli, Dispense del corso di Tui Na di ScuolaTao, Jing Bie, i canali divergenti o distinti, 2010

- Lo schema riguarda la procedura più recente, più efficace sul medio termine, per cefalea oculare con punti di BL locali e distali.
- In assenza di patologia di cefalea oculare il trattamento viene abbreviato eliminando linee e punti specifici per la cefalea; in questo caso si introduce SI16 e relativa decontrazione preparatoria in zona per l'aspetto delle voci; se si rinvengono segni notevoli di stasi del Fegato (o di Calore) vengono inseriti linee e punti relativi a sostituzione.

I maggiori effetti della terza fase sono:

- La remissione completa della cefalea oculare e relativi distrurbi collegati (fotofobia, rigidità nucale, dolore occipitale e della testa in generale). Residuano alcune sporadiche "fitte" che si verificano in area limitata della testa, in genere di tipo passeggero anche se relativamente intenso.
- C'è un certo risultato di maggiore vitalità dovuto alla sequenza di tonificazione individuata; i segni sono un diradamento delle lombalgie, e dell'ipersonnia diurna. Si ritiene però che il trattamento per il nutrimento del Jing debba essere ancora continuato, in quanto sindrome di tipo costituzionale, molto radicata. Si ritiene che nei prossimi cicli si debba sperimentare anche la tipologia di tonificazione che parte dallo Yang, con l'accoppiata BL23, BL52 e la tonificazione con il punto di riunione dei Midolli, GB39.
- Allo stesso modo la sequenza ha avuto un effetto ulteriormente stabilizzante e calmante sullo Shen. C'è però molto lavoro ancora da fare, in quanto siamo ancora in una situazione caratterizzata dalle allucinazioni uditive e dall'instabilità dello Shen.

Anamnesi a fine terza fase:

- La lingua: la lingua è normocromica, di forma normale con i bordi a rilievo rispetto al corpo; c'è la tendenza rilevata ad arrossamenti saltuari. La patina è generalmente, spessa, asciutta e cromaticamente tende al giallo/marrone.
- Il polso è generalmente normoritmico, youli in modo più o meno pronuciato, spesso xian. Ha episodi di ritmo rapido.

Evidenze di MTC:

- Mobilizzazione della stasi locali in zona del capo
- Tonificazione del Jing

5.6 Autotrattamento con Qi Gong e Tai Ji Quan

Per quanto riguarda l'autotrattamento, il vissuto e le esperienze della persona ne suggeriscono un utilizzo anche se con alcune cautele. Lo dottoressa Ma Xuzhou suole affermare spesso che "il trattamento può agire per il 40%, ma l'autotrattamento lavora per il 60%"[122].

L'utilizzo del Qi Gong nelle problematiche psichiatriche di questo livello non smebra essere stato ancora molto esplorato e sono pochi gli studi sull'argomento. Sembra ci sia stata più attenzione verso il Tai Ji Quan. Al contrario è nota e formalmente considerata in Cina una sindrome psichiatrica causata dalla pratica, denominata Zou huo ru mo (走火入魔; pinyin: zŏuhuŏrùmó), che letteralmente in inglese è tradotto "walking fire entering demon", sebbene recentemente la sindrome sia chiamata "qi gong pian cha" (in inglese "Qigong deviation") ad indicare una pratica non corretta del Qi Gong dovuta alla grande diffusione di sequenze diverse in Cina[123].

Anche il DMS IV classifica la sindrome definendola

> "[a] term describing an acute, time-limited episode characterized by disassociative, paranoid, or other psychotic or non-psychotic symptoms that may occur after participation in the Chinese folk health-enhancing practice of qigong. Especially vulnerable are individuals who become overly involved in the practice."[124]

In genere viene comunque considerata una sindrome di tipo temporaneo, e correlata comunque ad un pratica non corretta o non adeguata; dagli studi sembra inoltre più radicata in Cina per lo specifico substrato di collegamenti ad antiche divinità, a pratiche alchemiche taoiste e a poteri soprannaturali attribuiti al Qi Gong.

---

[122] Appunti personali ai corsi Base ed Istruttori di Qi Gong e martelletto metodo Ma Litang con la dott.ssa Ma Xouzhou e la dott.ssa Giulia Boschi, 2006/2015

[123] Cfr. Nancy N. Chen, *Breathing Spaces : Qigong, Psychiatry, and Healing in China*, Columbia University Press, 2003 e https://en.wikipedia.org/wiki/Zou_huo_ru_mo_(medicine)

[124] https://en.wikipedia.org/wiki/Zou_huo_ru_mo_(medicine)

In una revisione sistematica, evidence-based, di Natural Medicine Journal[125], per l'aspetto psichiatrico viene citata la sindrome "Qigong deviation" e, in Occidente, dei casi isolati riportati in letteratura, la gran parte dei quali di durata limitata nel tempo e molto spesso da mettere in relazione a sindromi psicotiche pre-esistenti. Le precauzioni indicate, valide in generale ma soprattutto per l'aspetto psichiatrico, sono quelle della presenza dell'istruttore per quanto possibile e di un dosaggio attento degli esercizi per quantità e tipologia.

La stessa dottoressa Ma Xuzhou mette in guardia verso pratiche nelle quali la visualizzazione o gli aspetti "spirituali" hanno un ruolo troppo prominente. In particolare mette in guardia dalle pratiche buddiste, in genere orientate nelle forme originarie verso la trascendenza rispetto alle costrizioni del corpo fisico e che vedono la guarigione come una conseguenza dell'evoluzione spirituale.[126]

Va infatti detto che "Qi Gong" è una definizione generica, all'interno della quale sono comprese centinaia (forse migliaia) di sequenze, ognuna con la sua metodologia e la sua "qualità" del Qi. Diventa quindi fondamentale analizzare le specifiche necessità "energetiche" della persona, le sue tendenze ed i risultati della singola sequenza.

Sull'altro versante una ricerca del 2004 suggerisce ma con molta cautela che la pratica del Qi Gong possa essere negativamente correlata a livelli di nevroticismo[127]; mentre in generale sembra essere correlata alla pratica una

---

[125] Natural Medicine Journal Contributors, *An Evidence-based Review of Qi Gong by the Natural Standard Research Collaboration*, 2010
http://www.naturalmedicinejournal.com/journal/2010-05/evidence-based-review-qi-gong-natural-standard-research-collaboration

[126] Appunti personali ai corsi Base ed Istruttori di Qi Gong e martelletto metodo Ma Litang con la dott.ssa Ma Xuzhou e la dott.ssa Giulia Boschi, 2006/2015

[127] Yvonne Leung and Anthony Singhal, *An examination of the relationship between Qigong meditation and personality*, Social Behavior And Personality, 2004
http://www.researchgate.net/profile/Yvonne_Leung/publication/230875424_A n_examination_of_the_relationship_between_Qigong_meditation___personalit y/links/09e41508c9404555e4000000.pdf

variazione delle onde cerebrali negli EEG che dovrebbero essere correlati ad un aumento di coerenza dell'intero cervello[128].

Uno studio francese[129] su una base statistica di sei casi riporta risultati interessanti e positivi, benché in quel caso si siano alternati la pratica del Qi Gong e quella del metodo Feldenkrais. Non viene citato il tipo di sequenza utilizzato.

Interessante anche il lavoro dello psicoterapeuta Roberto Broggi[130] che rileva un "proporzionale progresso" tra aspetti psicologici ed energetici, con miglioramenti in una più adeguata gestione della rabbia, una migliore reattività biologica, una maggiore flessibilità di sistema, una riduzione delle dinamiche ansiogene: Rileva inoltre in fase iniziale una migliore gestione dello stress e, dopo i 12 mesi, una certa incidenza nella rappresentazione del mondo e del Sé, anche se per questi ultime due dimensioni dichiara necessario un ulteriore approfondimento.

Risultati simili, anche se non giudicati incontrovertibili per i campioni ridotti, sono esposti per le persone affette da problemi mentali in una revisione sistematica sulla sequenza degli "Otto pezzi di broccato" (Baduanjin)[131] che cita uno studio compiuto dall'esercito cinese. La sequenza è stata utilizzata nel caso clinico considerato ed ha prodotto buoni risultati.

---

[128] Cfr. Giulia Boschi *Il QiGong* dal libro *Medicina Cinese: la radice e i fiori*, http://www.giuliaboschi.com/materiali/la-radice-e-i-fiori/il-qigong/ riportato anche in Vito Marino, Ramon Testa, *Zhineng Qigong. Manuale completo di teoria e pratica di Qigong*, Nuova Ipsa Editore. 2014

[129] Christiane Bopp-Limoge, Philippe Greth, Hubert Weibel, *Qigong avec six patients psychotiques: étude de faisabilité et de pertinence*, John Libbey Eurotext, 2009 http://www.cairn.info/revue-l-information-psychiatrique-2009-1-page-27.htm

[130] Roberto Broggi, *QiGong: una pratica antica al servizio del benessere psicologico*, 2008 http://www.fondazioneperleggere.it/convenzioni/studiobroggi/ArticoloVertici.pdf

[131] Fung Kei Cheng, *Effects of Baduanjin on mental health: A comprehensive review*, Elsevier, 2014 http://www.bodyworkmovementtherapies.com/article/S1360-8592(14)00187-9/fulltext

La pratica del Tai Ji Quan può essere considerata a rischio più basso per questo tipo di sindromi, poiché si focalizza meno su visualizzazione e utilizzo dell'energia interna in favore del movimento del corpo nello spazio e del rapporto con la terra:

"È quello che fate quando fate Tai Ji Quan, state spingendovi in avanti, operando una connessione tra il corpo e la terra, il vostro corpo e lo spazio. Lo spazio diventa sacro a causa della vostra interazione con esso (…) ponendo i vostri movimenti in connessione con il terreno, ponendo i vostri movimenti in connessione con la vita e rendendovi consapevoli del modo in cui muovete il corpo. Questo significa spingersi in avanti in modo autonomo." [132]

Uno studio recente[133] rileva come il "movimento" in questo tipo di patologie sia stato abbastanza indagato ma che lo studio stesso rappresenta *"one of the first investigations into mind-body exercises in patients with schizophrenia"* riporta conclusioni non marcatamente positive e rimanda a studi più approfonditi.

In un lavoro precedente dell'Università di Hong Kong si è verificata l'applicazione della pratica del Tai Ji Quan stile Wu a pazienti con diagnosi di schizofrenia secondo la definizione del DSM IV-TR; lo studio era finalizzato all'aspetto motorio ma viene sottolineata nell'articolo la stretta corrispondenza tra l'aspetto motorio e l'equilibrio psicofisico in generale[134].

---

[132] Jeffrey C. Yuen, *Oli essenziali*, a cura di P. Brici, S. Garzanti e G Leardini, I Quaderni di Arcangea, 1996

[133] Rainbow Tin Hung Ho et al.: The psychophysiological effects of Tai-chi and exercise in residential Schizophrenic patients: a 3-arm randomized controlled trial. BMC Complementary and Alternative Medicine 2014 http://www.biomedcentral.com/1472-6882/14/364

[134] Rainbow T. H. Ho, Friendly S.W. Au Yeung, Phyllis H. Y. Lo, Kit Ying Law, Kelvin O. K.Wong, Irene K.M. Cheung, and SiuMan Ng, *Tai-Chi for Residential Patients with Schizophrenia on Movement Coordination, Negative Symptoms, and Functioning: A Pilot Randomized Controlled Trial*, Hindawi Publishing Corporation, Evidence-Based Complementary and Alternative Medicine, Volume 2012, Article ID 923925.

Sono molte invece le fonti sull'efficacia del Tai Ji Quan sull'equilibrio psichico in generale, anche se le più numerose sono focalizzate sugli anziani[135].

La letteratura indica quindi una certa cautela nell'approccio all'autotrattamento soprattutto tramite Qi Gong; le pratiche corporee sono state comunque organizzate secondo alcuni principi, desunti soprattutto da indicazioni di maestri e praticanti esperti nonché dalla mia pratica personale.

Prima di tutto il tipo di sindrome rende problematica l'applicazione di uno dei principi di base del Qi Gong, che è "Calmare la mente/cuore" (Tiao Xin)[136], che va visto piuttosto come obiettivo.

1. Evitare le forme di tipo statico e quelle basate soprattutto su visualizzazione in favore di pratiche più dinamiche;
2. Contenere il numero di ripetizioni del singolo movimento a favore di sequenze più articolate
3. Consentire alcune deviazioni rispetto alle indicazioni standard per la pratica
4. Mantenere elasticità rispetto a tempi, frequenza e modalità
5. Privilegiare le forme che avessero maggior gradimento soggettivo o delle quali fosse percepita una maggiore azione positiva

Si è già detto in proposito del punto 1.; il punto 2. è da interpretare nella stessa prospettiva, cercando di evitare il lavorio mentale focalizzandosi piuttosto sul movimento e sugli altri due principi base della pratica, "Regolare la postura (il fisico)" (Tiao Shen) ed "Armonizzare il respiro" (Tiao Xi)[137].

In relazione al punto 3. si può fare l'esempio della norma che privilegia il silenzio durante la pratica, e che in questo caso non sembra gestibile per la presenza delle "voci" che tendono invece a disturbarla. Il maestro Sun durante un seminario raccontò che, per evitare di annoiarsi durante gli

---

[135] Cfr. Long Zhang, Charles Layne, Thomas Lowder, and Jian Liu *A Review Focused on the Psychological Effectiveness of Tai Chi on Different Populations*, Hindawi Publishing Corporation Evidence-Based Complementary and Alternative Medicine Volume 2012, Article ID 67810

[136] Cfr. Cen Yuefang, *I fondamenti del Qigong*, Ubaldini Editore, 2000

[137] Ibidem

esercizi di respirazione, teneva accesa la televisione durante gli stessi[138]. La persona ha quindi adottato questo stratagemma per diminuire l'influenza delle "voci" anche se non è un'ambientazione canonica degli esercizi, e la cosa sembra funzionare, consentendo un dispiegamento della pratica altrimenti impossibile.

Il punto 4. è da collegare alle difficoltà sistemiche già dette, cercando soprattutto di evitare sovraccarichi, ed è stata la precauzione più utilizzata per il Tai Ji Quan. Il punto 5. va inteso soprattutto nella direzione di una scelta condivisa ed accettata dal soggetto, che altrimenti potrebbe recepire gli esercizi come una ulteriore costrizione (al pari delle sedute di psicoterapia, che in effetti non danno alcun risultato utile). Sulla valutazione specifica delle diverse sequenze cfr. più avanti.

La continuità della pratica è stata problematica nella fase subacuta immediatamente successiva a quella acuta, mentre in seguito, pur con inevitabili alti e bassi, c'è stato un netto miglioramento.

La prima tecnica che viene utilizzata è il Qi Gong dei sei suoni stile Ma Litang, perché già conosciuta e per la sua efficacia nelle sindromi da eccesso. Il primo periodo è ben tollerato, e sembra dare qualche risultato. Dopo un paio di mesi però subentrano alcune difficoltà in relazione sia alla difficoltà di concentrazione del soggetto che al tipo di impegno che la sequenza richiede, in termini di precisione dei movimenti e rigidità della sequenza. Si tenga presente infatti che i sintomi positivi sembrano avere un andamento ciclico, con peggioramenti in alcuni periodi e relativi miglioramenti.

Sia in contemporanea che per un certo periodo dopo la cessazione della pratica dei Sei suoni viene praticata anche la sequenza lenta di Tai Ji Quan stile Yang nella forma insegnata dalla famiglia Tung[139], che P.T. conosce

---

[138] Appunti personali ai corsi di Qi Gong e Tui Na con il maestro Sun Junqing, 2008/2013

[139] Lo stile della famiglia Tung è sostanzialmente lo stile Yang tradizionale, in quanto il nonno del maestro Tung Kai Ying, il celebre Tung Ying Chieh, fu allievo sia di Yang Chenfu che del fratello maggiore Yang Shaohu; prima di studiare con la famiglia Yang era stato studente dello stile Wu con Wu Gongyi e Wu Gongzao (cfr. http://en.wikipedia.org/wiki/Tung_Ying-chieh, nonché http://www.tungkaiying.com/lineage.shtml). Nel programma della

abbastanza bene per le prime due parti della forma lenta[140], e che probabilmente sarà, insieme con la sequenza dei Wubaomen Qigong, la tecnica che sembra dare i migliori risultati. D'altra parte il maestro Tung Kai Ying definisce lo stile di famiglia come "Soprattutto una formidabile ginnastica per la mente". Purtroppo le sintomatiche psicotiche negative rendono impossibile la pratica in gruppo o in luogo aperto.

Una ulteriore sequenza di Qi Gong utilizzata è quella dei Ba Duan Jin, nella forma della scuola di Qigong del Diamante (Jingang Qi Gong); è la scuola della famiglia Yu, di taglio taoista ed attiva dal periodo della dinastia Han, insegnata in Italia dalla dottoressa Carmela Filosa. Il maggior dinamismo della sequenza è ben gradito al soggetto, che trova minor difficoltà di concentrazione e riesce a proseguire con una pratica abbastanza costante per un certo periodo.

È stato praticato il Wubaomen Qigong insegnato dal maestro Sun Junqing, già citato al paragrafo precedente, nel contesto dell'intervento anche tramite agopuntura operato dal maestro stesso. La sequenza risulta una delle più gradite dalla persona e sembra anche svolgere una funzione di tonificazione generale della quale il maestro indica la necessità.

La persona tende invece a rifiutare le pratiche dirette ai Midolli, che nella visione MTC potrebbero essere di aiuto anche in base alla diagnostica specifica (cfr. più avanti). Si intendono qui ad esempio la sequenza Xisui Jinjing e i passi (in particolare il "Passo del cielo e della Terra", "Qiankun") dello stile Ma Litang o il Dunqiang Fa dello Zhineng Qigong. È probabile che della prima sia una barriera la complessità (per numero degli esercizi e difficoltà di alcuni) e degli altri l'aspetto ripetitivo. Alcuni esercizi della sequenza del Wubaomen Qigong tuttavia ne assolvono in parte la funzione e vengono praticati con una certa regolarità.

C'è da rilevare comunque la difficoltà a mantenere regolare la pratica delle sequenze per lunghi periodi, e la tendenza a variare ed esplorare diversi stili. Non va intesa in senso negativo, in quanto è inevitabile che il praticante

---

scuola vi sono poi alcune sequenze specifiche della famiglia Tung sia lente che veloci, a mano libera e con armi.

[140] La famiglia Tung pratica la forma tradizionale Yang dei 108 movimenti, che viene eseguita in circa 45 minuti; le prime due parti si svolgono in circa 25 minuti.

(anche colui con minori problemi di salute e relazione rispetto a questo caso) tenda ad esplorare diverse direzioni. Va invece valutata positivamente la propensione alla pratica, che resta costante anche se le sequenze tendono a variare.

Negli ultimi tempi ad esempio è da segnalare un ritorno alla pratica del Qigong dei 6 suoni stile Ma Litang, che come detto non è sequenza estremamente semplice né per l'apprendimento né per la pratica quotidiana; questo deve quindi essere valutato come un movimento positivo che segnala una maggiore capacità di concentrazione e focalizzazione.

In generale, questo aspetto dell'intervento è comunque da valutare come positivo. Mentre non sono segnalati effetti rilevanti e durevoli sui sintomi positivi della sindrome, la dimensione soggettiva è restituita come piacevole, che riesce a calmare alcune sintomatologie anche se transitoriamente. Una dimensione da considerare è inoltre la percezione di "attività per sé stessi" costituita dalla pratica nel contesto in cui le sintomatologie negative impediscono altri tipi di attività e di relazioni. C'è ovviamente da considerare una dimensione di aspettative soggettive rispetto alla pratica che ne enfatizzano la funzionalità, ma in generale le pratiche sembrano avere una funzione positiva.

6. Conclusioni

Molto resta da fare nel caso clinico considerato, ma va sottolineato come la Medicina Cinese possa avere avuto un ruolo quantomeno nel rimuovere tutta una serie di somatizzazioni e disturbi intervenendo sui meccanismi energetici specifici che li avviano. Non c'è dubbio che, almeno in un inquadramento basato sulla MTC, il calore esterno delle capanne sudatorie abbia avuto un peso determinante, almeno come fattore scatenante della sindrome Diankuang[141]. Il forte e ripetuto calore esterno è stato probabilmente un'eccessiva applicazione del principio diaforetico Han Fa che ha innescato il processo acuto. C'era comunque una base di preoccupazione e traumi familiari, delle emozioni contrastanti ma forti che premevano, Rabbia e Oppressione in primo luogo. Non a caso lo squilibrio da eccesso che sembra più ricorrente nel periodo di osservazione è la Stasi del Qi di Fegato. C'è inoltre una visuale di tipo "spirituale" in senso lato che rintraccia anche legami contenuti nell'inconscio (anche collettivo) e negli archetipi Junghiani come cabalistici.

Il caso sembra però poggiare in un deficit di lungo periodo che si è individuato nel Jing. Sembra in effetti essere questo il quadro originario sul quale si innestano gli altri, nell'inevitabile complessità delle sindromi dello Shen.

Una interessante ricorrenza statistica è che, a qualsiasi latitudine "in un gran numero di persone affette da schizofrenia la nascita è avvenuta nei mesi più freddi dell'anno"[142]: come se, a prescindere dal reale Freddo in termini quantitativamente comparabili, ci fosse un Freddo relativo all'adattamento medio all'ambiente che consuma il Jing al momento della nascita.

Si evidenzia che queste osservazioni sono rivolte ad un caso specifico, e non possono quindi essere generalizzabili: va però rilevato come le evidenze di

---

[141] Cfr. Elisa Rossi, *Shen – Aspetti psichici nella medicina cinese: i classici e la clinica contemporanea*. Casa Editrice Ambrosiana, 2002 che cita il capitolo 22 del Suwen: "Causa di malattia Diankuang possono essere anche i patogeni esterni, la cui penetrazione produce effetti differenti in qualità e gravità, per cui se *i patogeni entrano nello yang allora si ha kuang[...] se sconfiggono lo yang allora la malattia è dian*"

[142] Andrea Mazzeo, *Psichiatria per tutti*, Società Editrice Dante Alighieri 2012

Medicina Cinese abbiano diversi paralleli nelle prospezioni e negli studi statistici dei modelli di analisi statistica sulle ricorrenze di psicosi.

7. Ringraziamenti

Va ringraziato prima di altri il relatore della tesi al corso di Scuolatao, Attilio Bernini, anche per avermi convinto ad affrontare questo argomento. Un grazie anche ai correlatori Vito Marino e Paolo Ercoli.

Un ringraziamento particolare a Federico Allegri anche per la sua attività di medico omeopata e psichiatra.

Grazie al mio leggendario maestro Kobayashi Hirokazu, allievo diretto del fondatore dell'Aikido Ueshiba Morihei. E al maestro Pietro Suriano che me lo ha fatto conoscere, e mi ha ben insegnato l'Arte.

Vorrei poi ringraziare la dottoressa Ma Xu Zhou per avermi fatto scoprire la medicina cinese tramite la pratica del Qigong stile Ma Litang, e Giulia Boschi che di questo stile è stata insegnante e presenza importante.

Un altro insegnante fondamentale per Qigong e Tui Na è stato il maestro Sun Junqing col quale si è sviluppato un rapporto speciale.

Un ringraziamento va ai miei maestri di Tai Ji Quan, in particolare al maestro Tung Kai Ying, a Cecile Azemar, Elisabetta Carniani ed Anthony Brierley.

Un grazie ai compagni di pratica dell'Oki Do Yoga e Meiso Shiatsu, soprattutto ai cari amici Tullio Pagotto (con il quale si sono condivise infinite esperienze e che è stato di aiuto anche nel caso clinico considerato) e Pradeep Bhati.

Infine un ringraziamento particolare a Salvatore Coco, celebre omeopata, autore di testi sull'omeopatia, grande amico, compagno di pratiche, e mio medico curante.

Bibliografia

Libri, dispense, appunti personali, e-books

<u>Medicina Cinese e Tecniche Orientali</u>

Tutte le dispense del corso di Tui Na di ScuolaTao, e in particolare:
- Mario Franceschini, *Il qi in medicina*, 2008
- Carla Larini, *Shen*, 2008
- Carla Larini, *Jing*, 2008
- Mario Franceschini, *Rapporti fra il jing, il qi, il sangue ed i fluidi*, 2008
- Attilio Bernini, *Emozioni e stress*, 2011
- Attilio Bernini, *Casi clinici. Emozioni e stress*, 2011

George Charles, *Qi Gong ed energia vitale*, Pendragon, 2008

Franco Cracolici, Vito Marino, Elisa Rossi, Secondo Scarsella, Lucio Sotte, Tian Hong, *Basi di medicina cinese e clinica di Tui Na*, Casa Editrice Ambrosiana, 2004

Nancy N. Chen, *Breathing Spaces: Qigong, Psychiatry, and Healing in China*, Columbia University Press, 2003

Lidia Crespi, Paolo Ercoli, Vito Marino, *Manuale di Tui Na*, Casa Editrice Ambrosiana, 2011

Peter Deadman, Mazin Al-Khafaji, Kevin Baker, *Manuale di agopuntura*, Casa Editrice Ambrosiana, 2000

Peter Deadman, Mazin Al-Khafaji, Kevin Baker, *A manual of acupuncture CD-ROM*, The Journal of Chinese Medicine Publications, 2000

Susanna Dowie, *Acupuncture: an aid to differential diagnosis*, Churchill Livingstone Elsevier, 2009

Monica Esposito, *L'alchimia del soffio*, Ubaldini Editore, 1997

Michael Reed Gach, Beth Ann Henning, *Il libro della digitopressione per la cura dei problemi emotivi*, Edizioni Mediterranee, 2007

Giovanni Maciocia, *I fondamenti della medicina cinese*, Elsevier Masson, 2007

Mantak Chia, Mannewan Chia, *Nei Kung de la moelle des os*, Guy Tredaniel Editeur, 1991

Stefano Marcelli, *Agopuntura in tasca*, Nuova Ipsa Editore, 2003

Vito Marino, Ramon Testa, *Zhineng Qigong. Manuale completo di teoria e pratica di Qigong*, Nuova Ipsa Editore. 2014

Carlo Moiraghi, *Il libro della medicina cinese*, Fabbri editori, 2004

Massimo Muccioli, Margherita Piastrelloni, *Gli Shen*, dispense, ScuolaTao 1999

Elio Occhipinti, *La grande medicina cinese*, Jaca Book, 2007

Stephen Rath, *Qigong for wellbeing in dementia and aging*, Singing Dragon, 2015

Èlisabeth Rochat de la Vallée, *Le 101 nozioni chiave della medicina cinese*, Red Edizioni, 2011

Èlisabeth Rochat de la Vallée, *Hun e Po – Sanjiao e le vie dell'acqua*, I Quaderni di ScuolaTao, 2012

Èlisabeth Rochat de la Vallée, *Zhi, Yi, Shen, Jing Shen, Shen Ming Le Emozioni*, I Quaderni di ScuolaTao, 2012

Elisa Rossi, *Shen – Aspetti psichici nella medicina cinese: i classici e la clinica contemporanea.* Casa Editrice Ambrosiana, 2002

Katsusuke Serizawa, *Tsubo. I punti vitali nella pratica delle terapie orientali*, Edizioni Mediterranee, 1999

Lucio Sotte, *Il massaggio cinese*, Edizioni Mediterranee, 1994

Lucio Sotte, Lucio Pippa, Dominque Ferraro, *Ginnastica medica cinese*, Red Edizioni, 2004

Cen Yuefang, *I fondamenti del Qigong*, Ubaldini Editore, 2000

Sun Junqing, *Wudang Chikung*, Edizioni Mediterranee, 2002

Yang Jwing-Ming, *Chi Kung*, Edizioni Mediterranee, 1987

Jeffrey C. Yuen, *Oli essenziali*, a cura di P. Brici, S. Garzanti e G Leardini, I Quaderni di Arcangea, 1996

Xu Xiangkai, *Chinese Tui Na Massage*, YMAA, 2002

Appunti personali ai corsi Base ed Istruttori di Qi Gong e martelletto metodo Ma Litang con la dott.ssa Ma Xuzhou e la dott.ssa Giulia Boschi, 2006/2015

Appunti personali ai corsi di Qi Gong e Tui Na con il maestro Sun Junqing, 2008/2013

Appunti personali ai corsi di Tai Ji Quan con il maestro Tung Kai Ying, 1987/2012

Psichiatria e tematiche trasversali occidentali

AA.VV. *Dizionario di psicosomatica*, Edizioni Riza, 2007

American Psychiatric Association, *DSM-IV-TR Manuel diagnostique et statistique des troubles mentaux.* 4°ediz., Masson 1994

Gregory Bateson, *Verso un'ecologia della mente.* Adelphi, 17°ed. 2000

Bear Heart e Molly Larkin *Il vento è mia madre. Vita e insegnamenti di uno sciamano pellerossa.* Edizioni il Punto d'Incontro, 1996

Dieter Beck, Henriette Dekkers, Ursula Langerhost, *Malattie borderline. Contributi per lo sviluppo di una psicoterapia antroposofica.* Editrice Novalis, 2010

Guy R. Beretich Jr., *Alimenti neurochimici. Piccolo compendio.* Lulu, 2008

Enzo Braschi, *La conoscenza segreta degli indiani d'America*, Verdechiaro Edizioni, 2012

Federica Cagnoni, Roberta Milanese *Cambiare il passato. Superare le esperienze traumatiche con la Terapia Strategica.* Ponte alle Grazie, 2009

Andrew Chevalier, *Guida alle piante medicinali* Tecniche Nuove, 2001

Jean Chevalier, Alain Gheerbrant, *Dizionario dei simboli*, IV edizione, Rizzoli, 1988

Maria Fiorella Coccolo, *Guida pratica alle erbe*, Riza Psisomatica, 2005

Salvatore Coco, *Omeopatia. Conoscersi, curarsi, guarire*, Anima Edizioni, 2010

Ron Coleman, *Guarire dal male mentale*, Manifestolibri, 2001

Ron Coleman, *Lavorare con le voci*, EGA Editore, 2006

Giorgio Concato, *Manuale di psicologia dinamica*, AlefBet, 2006

Dalai Lama, Daniel Goleman, *Emozioni distruttive,* Mondadori, 2004

Lorena Di Modugno, *Integratori per la* psiche, OM Edizioni 2012

Sigmund Freud, *Introduzione alla Psicoanalisi*, Newton Compton 2010

Sigmund Freud, *La Psicoanalisi*, Newton Compton 2010

Franco Giberti, Romolo Rossi *Manuale di psichiatria*, Piccin - Nuova Libraria, 2007

Ryke Geerd Hamer, *Il capovolgimento diagnostico*, "Amici di Dirk"-Editiones de la Nueva Medicina 2003

Andrea Mazzeo, *Psichiatria per tutti*, Società Editrice Dante Alighieri 2012

Walter McClintock, *Strade Rosse*, Frassinelli, 1994

Ministero della Sanità Dipartimento per l'ordinamento sanitario, la ricerca e l'organizzazione del ministero, *Classificazione statistica internazionale delle malattie e dei problemi sanitari correlati decima revisione (ICD-10)*, Istituto poligrafico e Zecca dello Stato- Libreria dello Stato, 2002

John L. Payne, *Costellazioni familiari*, Macro Edizioni, 2007

Marina Ferrara Pignatelli, *Viaggio nel mondo delle essenze,* Franco Muzzio Editore, 1991

Giuseppe Pitrè, *Medicina popolare siciliana*, Gruppo Editoriale Brancato, 1993

Gian Mario Quinto, *Psicologia dinamica – Dall'analisi freudiana alle neuroscienze*, Edizioni Simone 2009

Paul Claude Racamier, *Gli schizofrenici*, Raffaello Cortina Editore, 1985

Paola Reale, *Psicologia*, Franco Angeli Editore 1978

Robert Tisserand, *Manuale di aromaterapia*, Mediterranee, 1995

Vadim Zeland *Reality transurfing. Lo spazio delle varianti.* Macro Edizioni, 2011

Vadim Zeland *Reality transurfing. Il fruscio delle stelle del mattino.* Macro Edizioni, 2012

Vadim Zeland *Reality transurfing. Avanti nel passato.* Macro Edizioni, 2012

Risorse web

Felix Badelt, Human Evolution based upon Old Chinese patterns? Polarity and 5 phases rotation system as possible healing models for psychology, Convegno "Shen: interculturality and psychotherapy", Vienna 10-13 giugno 2010, http://www.ipcm-vienna.at/2010/06/08/felix-badelt-human-evolution-based-on-chinese-patterns/ [agosto 2013]

Paul Baker, *The voice inside*, the Hearing Voices Network, 2007, http://toronto.cmha.ca/files/2012/09/A-Practical-Guide-to-Coping-with-Hearing-Voices.pdf [agosto 2013]

Christiane Bopp-Limoge, Philippe Greth, Hubert Weibel, *Qigong avec six patients psychotiques: étude de faisabilité et de pertinence*, John Libbey Eurotext, http://www.cairn.info/revue-l-information-psychiatrique-2009-1-page-27.htm [ottobre 2015]

Giulia Boschi, Alcuni dei caratteri principali nella terminologia della *Medicina Tradizionale Cinese* http://www.giuliaboschi.com/ideogrammi/ideogrammi.html [agosto 2013]

Giulia Boschi *Il QiGong* dal libro *Medicina Cinese: la radice e i fiori,* http://www.giuliaboschi.com/materiali/la-radice-e-i-fiori/il-qigong/ [ottobre 2015]

Paolo Brici, *Il viaggio del Jing*, La Mandorla, rivista della società italiana di Agopuntura, a. 2004, n. 28 http://www.agopuntura.org/html/mandorla/rivista/numeri/Marzo_2004/II%20viaggio%20del%20Jing.htm [agosto 2013]

Roberto Broggi, *QiGong: una pratica antica al servizio del benessere psicologico*, 2008 http://www.fondazioneperleggere.it/convenzioni/studiobroggi/ArticoloVertici.pdf [ottobre 2015]

A. Casadei, *La patologia del sé nei disturbi di personalità*, Istituto di psicosomatica PNEI Bagni di Lucca http://www.psicosomaticapnei.com/pdf/2012/patologia_del_se_disturbi_pers. pdf [giugno 2013]

Deborah Cornah, *Feeding Minds. The impact of food on mental health*, Mental Health Foundation, British Dietetic Association, 2007, http://www.mentalhealth.org.uk/content/assets/PDF/publications/Feeding-Minds.pdf [agosto 2013]

Nan Jing: Classico delle Difficoltà A cura del Dott. Maurizio Corradin http://www.agopuntura.org/html/tesoro/classici/Traduzione_Nan_Jing.pdf

F. Cracolici, *PNEI, Agopuntura e psichiatria*, Istituto di psicosomatica PNEI Bagni di Lucca http://www.psicosomaticapnei.com/pdf/agopuntura.pdf [giugno 2013]

F. Cracolici, *L'identità colonizzata dell'io: PNEI e Agopuntura*, Istituto di psicosomatica PNEI Bagni di Lucca, http://www.psicosomaticapnei.com/pdf/2012/lidentita_colonizzata_pnei_agop untura_franco_cracolici.pdf [giugno 2013]

Carlo Di Stanislao, Marialucia Semizzi, Dante De Berardinis, Giulia Boschi, Luigi De Franco, *Il concetto di spirito nella tradizione cinese. Confronto con le diverse vedute occidentali e ricadute relative alle pratiche mediche tradizionali,* La Mandorla, rivista della società italiana di Agopuntura, a. 2003 n.24, http://www.agopuntura.org/html/mandorla/rivista/numeri/Marzo_2003/Dafault. htm [agosto 2013]

Carlo Di Stanislao, *I concetti di magia, fato e destino in Medicina Tradizionale Cinese* http://www.wuweituina.it/wp-content/uploads/2011/09/costituzioni-fato-e-destino.pdf [agosto 2013]

Carlo Di Stanislao, Rosa Brotzu, Dante De Berardinis, Maurizio Corradin *Psiche, costituzione, temperamento in MTC* da *Modalità terapeutiche in medicina tradizionale cinese* http://www.aipro.info/drive/File/161.pdf [giugno 2013]

Carlo Di Stanislao, Domenico Testa, *Riflessioni e note su alcune turbe neurologiche in M.T.C.* - La Mandorla rivista della società italiana di Agopuntura Anno II n. 6 - Agosto 1998,

http://www.agopuntura.org/html/mandorla/rivista/numeri/Agosto_1998/neurolo
gia_1.htm;
http://www.agopuntura.org/html/mandorla/rivista/numeri/Agosto_1998/neurolo
gia_2.htm [agosto 2013]

Ciro Elia, *Elementi di tecnica della psicoterapia psicodinamica delle psicosi
schizofreniche*, http://www.praticapsicoterapeutica.com/Documenti/2-
2011/Elia2.pdf [giugno 2013]

Sandra Escher, *Parlare delle voci*, www.nopazzia.it/voci_escher.htm [giugno
2013]

E. Fuller Torrey, M.D. *Studies of Individuals with Schizophrenia Never
Treated with Antipsychotic Medications: A Review*,
http://dsmvibo.altervista.org/torrey.htm [giugno 2013]

Fung Kei Cheng, *Effects of Baduanjin on mental health: A comprehensive
review*, Elsevier, 2014
http://www.bodyworkmovementtherapies.com/article/S1360-8592(14)00187-
9/fulltext

Pierfrancesco Fusco, Enrichetta Gallo, Daniela Lorusso, Carlo Di Stanislao,
Dal Ling allo Shen. la via emotiva in medicina cinese, La Mandorla, rivista
della società italiana di Agopuntura, a. 2004, n. 30
http://www.agopuntura.org/html/mandorla/rivista/numeri/Settembre_2004/Ling
.htm [giugno 2013]

Pierfrancesco Fusco, Carlo Di Stanislao, Enrichetta Gallo, Dennis Konopachi,
Daniela Lorusso, *Psychic points*, La Mandorla, rivista della società italiana di
Agopuntura, a. 2004 n. 30
http://www.agopuntura.org/html/mandorla/rivista/numeri/Settembre_2004/Psy
chic_Points.htm [agosto 2013]

D. Gatti, *I 13 demoni, le 3 tigri e i 7 dragoni...*
http://dgatti.blogspot.it/2011/07/i-13-demoni-le-3-tigri-e-i-7-dragoni.html
[giugno 2013]

Rodolfo Giacalone *Le sette emozioni distruttive*
http://www.tongli.it/index.php?option=com_content&view=article&id=50&Itemi
d=68 [giugno 2013]

Ryke Geerd Hamer, *La schizofrenia*,
http://www.nuovamedicinagermanica.it/index2.php?option=com_content&do
pdf=1&id=139 [agosto 2013]

Ryke Geerd Hamer, *Le psicosi, le depressioni*,
http://www.nuovamedicinagermanica.it/index2.php?option=com_content&do
pdf=1&id=140 [agosto 2013]

Lynn Harbottle, *Healthy eating and depression. How diet may help protect
your mental health*. Mental Health Foundation, British Dietetic Association,
2007,
http://www.mentalhealth.org.uk/content/assets/PDF/publications/healthy_eati
ng_depression.pdf [agosto 2013]

Rainbow Tin Hung Ho et al.: *The psychophysiological effects of Tai-chi and
exercise in residential Schizophrenic patients: a 3-arm randomized controlled
trial*. BMC Complementary and Alternative Medicine 2014
http://www.biomedcentral.com/1472-6882/14/364 [ottobre 2015]

Rainbow T. H. Ho, Friendly S.W. Au Yeung, Phyllis H. Y. Lo, Kit Ying Law,
Kelvin O. K.Wong, Irene K.M. Cheung, and SiuMan Ng, *Tai-Chi for
Residential Patients with Schizophrenia on Movement Coordination, Negative
Symptoms, and Functioning: A Pilot Randomized Controlled Trial*, Hindawi
Publishing Corporation, Evidence-Based Complementary and Alternative
Medicine, Volume 2012, Article ID 923925;
http://www.hindawi.com/journals/ecam/2012/923925/ [agosto 2013]

Abram Hoffer, Frances Fuller, *Orthomolecular Treatment of Schizophrenia*,
Journal of Orthomolecular Medicine Vol. 24, No. 1, 2009,
http://orthomolecular.org/library/jom/2009/pdf/2009-v24n01-p009.pdf [giugno
2013]

Andrea Innocenti, *Uditori di voci*,
http://www.psicoterapia.it/rubriche/print.asp?cod=10324 [agosto 2013]

Christine Korischek, *Qigong and Trauma*, Convegno "Shen: interculturality
and psychotherapy", Vienna 10-13 giugno 2010, http://www.ipcm-
vienna.at/2010/06/06/christine-korischek-qigong-and-trauma/ [giugno 2013]

Gertrude Kubiena, *Emotions, Five Souls and Their Specific Acupuncture
Points*, Convegno "Shen: interculturality and psychotherapy", Vienna 10-13

giugno 2010 http://www.ipcm-vienna.at/wp-content/uploads/2010/06/Kubiena-EmotionsFiveSoulsAndTheirSpecificAcupuncturePoints.pdf [giugno 2013]

Julian Jaynes, *Consciousness and the Voices of the Mind*, http://www.julianjaynes.org/ [agosto 2013]

Martin Jandl, Kurt Greiner, *Mind, Language, and Reflection,* Convegno "Shen: interculturality and psychotherapy", Vienna 10-13 giugno 2010, http://www.ipcm-vienna.at/2010/06/06/martin-jandl-kurt-greiner-mind-language-and-reflection/ [agosto 2013]

Lan Fengli, *Understanding Shen in Classical Chinese Texts*, Convegno "Shen: interculturality and psychotherapy", Vienna 10-13 giugno 2010, http://www.ipcm-vienna.at/wp-content/uploads/2010/06/Understanding-SHEN-in-Classical-Chinese-Texts11.pdf [agosto 2013]

Yvonne Leung and Anthony Singhal, *An examination of the relationship between Qigong meditation and personality*, Social Behavior And Personality, 2004 http://www.researchgate.net/profile/Yvonne_Leung/publication/230875424_A n_examination_of_the_relationship_between_Qigong_meditation__personalit y/links/09e41508c9404555e4000000.pdf [ottobre 2015]

Fung Kei Cheng, *Effects of Baduanjin on mental health: A comprehensive review*, Elsevier, 2014 http://www.bodyworkmovementtherapies.com/article/S1360-8592(14)00187-9/fulltext [ottobre 2015]

Giovanni Maciocia, *Shen and Hun: the psyche in chinese medicine*, http://maciociaonline.blogspot.it/2012/11/shen-and-hun-psyche-in-chinese-medicine.html [agosto 2013]

Giovanni Maciocia, *The famous chapter 8 of the Ling Shu,* http://maciociaonline.blogspot.it/2011/09/famous-chapter-8-of-ling-shu.html [agosto 2013]

Giovanni Maciocia, *On shame,* http://maciociaonline.blogspot.it/2011/04/on-shame.html [agosto 2013]

Giovanni Maciocia, *On guilt* http://maciociaonline.blogspot.it/2011/04/on-guilt.html [agosto 2013]

Giovanni Maciocia, *My favourite point: G.B.-13 Benshen Spirit Root,*
http://maciociaonline.blogspot.it/2009/06/my-favourite-point-gb-13-benshen-spirit.html [agosto 2013]

Giovanni Maciocia, *Mirror neurons: the arena of Shen and Hun?*
http://maciociaonline.blogspot.it/2012/02/mirror-neurons-arena-of-shen-and-hun.html [agosto 2013]

Giovanni Maciocia, *The heart channel: more than shen*
http://maciociaonline.blogspot.it/2013/02/the-heart-channel-more-than-shen.html [agosto 2013]

Long Zhang, Charles Layne, Thomas Lowder, and Jian Liu *A Review Focused on the Psychological Effectiveness of Tai Chi on Different Populations*, Hindawi Publishing Corporation Evidence-Based Complementary and Alternative Medicine Volume 2012, Article ID 678107
http://www.ncbi.nlm.nih.gov/pmc/articles/PMC3140024/pdf/ECAM2012-678107.pdf [giugno 2013]

Andrea Mazzeo, *Sull'oscenità del concetto di schizofrenia*, Psychiatry on line Italia, http://www.psychiatryonline.it/node/1285

Nitamo Federico Montecucco, *La mappa psicosomatica PNEI: il sè e le neuropersonalità*, materiali presentati al Convengo nazionale di Psicosomatica, Lucca, 28/29 Maggio 2011,
http://www.psicosomaticapnei.com/pdf/neuropersonalita.pdf
http://www.psicosomaticapnei.com/immagini/MAPPA-NEUROPERSONALITA-2012.jpg
http://www.psicosomaticapnei.com/pdf/7-neuropersonalita_pnei.pdf
http://www.psicosomaticapnei.com/pdf/neuropersonalitytest.pdf [giugno 2013]

Nitamo Federico Montecucco, *Il Sé e i blocchi psicosomatici*, Istituto di psicosomatica PNEI Bagni di Lucca
http://www.psicosomaticapnei.com/pdf/i_blocchi_psicosomatici_2011-b.pdf [giugno 2013]

Natural Medicine Journal Contributors, *An Evidence-based Review of Qi Gong by the Natural Standard Research Collaboration*, 2010
http://www.naturalmedicinejournal.com/journal/2010-05/evidence-based-review-qi-gong-natural-standard-research-collaboration [ottobre 2015]

P. Olgiati, C. Lorenzi, E. Marino, A. Pirovano, D. De Ronchi, A. Serretti, *Schizofrenia: genetica, prevenzione e riabilitazione*, Giornale italiano di psicopatologia, 2008, 14 http://www.gipsicopatol.it/issues/2008/vol14-2/Olgiati.pdf [giugno 2013]

Brian N. Pasley, Stephen V. David, Nima Mesgarani, Adeen Flinker, Shihab A. Shamma, Nathan E. Crone, Robert T. Knight, Edward F. Chang, *Reconstructing Speech from Human Auditory Cortex*, PLoS Biology, 2012, http://www.plosbiology.org/article/fetchObject.action?uri=info%3Adoi%2F10.1371%2Fjournal.pbio.1001251&representation=PDF [giugno 2013]

Raymond J. Pataracchia, *Orthomolecular Treatment For Schizophrenia: A Review*, Journal of Orthomolecular Medicine Vol. 23, No. 1, 2008, http://orthomolecular.org/library/jom/2008/pdf/2008-v23n01-p021.pdf [giugno 2013]

C. Pert, *Molecole d'Emozioni: Le Emozioni come Informazione per Risolvere la Dualità Mente-Corpo*, Istituto di psicosomatica PNEI Bagni di Lucca http://www.psicosomaticapnei.com/pdf/2012/candace_pert_abstract_italiano_2.pdf [giugno 2013]

C. Pert, M. R. Ruff, *PNEI: Neurotrasmettitori e Coscienza di Sé*, Istituto di psicosomatica PNEI Bagni di Lucca, http://www.psicosomaticapnei.com/pdf/2012/candace_pert_abstract_italiano_1.pdf [giugno 2013]

Mercedes Riegel, *Kidney and Psyche*, Convegno "Shen: interculturality and psychotherapy", Vienna 10-13 giugno 2010 http://www.ipcm-vienna.at/2010/06/06/mercedes-riegel-kidney-and-psyche/ [giugno 2013]

Èlisabeth Rochat de la Vallée, *La nozione di spiriti nei grandi testi di medicina cinese*, http://www.elisabeth-rochat.com/docs/27_spiriti.pdf [giugno 2013]

Università di Padova, Facoltà di Medicina e Chirurgia, sede di Treviso *Corso di psichiatria appunti dalle lezioni del prof. Paolo Santonastaso e della dott.ssa Angela Favero* Anno accademico 2003 -2004 http://www.haikzarian.com/appunti/psichiatria/dispensa_psichiatria.pdf [agosto 2013]

Università di Roma La Sapienza, corso di laurea in Neurobiologia, *Schizofrenia* http://bbcd.bio.uniroma1.it/neurobiologia/images/stories/lesson12schizo.pdf [agosto 2013]

Università di Bologna, sede di Cesena, *Disturbo schizofrenico e disturbi psicotici*, Insegnamento di psichiatria prof. Giovanni De Plato, AA 2006/2007, www.sburover.it/psice/psichiatria/Schizofrenia_e_psicosi.pps [agosto 2013]

Andrea Vereczkei, Karoly Mirnics, *Genetic predisposition to schizophrenia: what did we learn and what does the future hold?*, Neuropsychopharmacologia Hungarica 2011. XIII http://mirnicslab.org/wp-content/uploads/2012/07/Developing-schizophrenia-genetic-predisposition.pdf. [agosto 2013]

Fritz Wallner, Lan Fengli, Zhang Lishan, *SHEN:Relations Instead of Substance* 神——是关系而非物质 Convegno "Shen: interculturality and psychotherapy", Vienna 10-13 giugno 2010 http://www.ipcm-vienna.at/wp-content/uploads/2010/06/Shen-Relations-Instead-of-Substance.pdf [giugno 2013]

Wang Weidong, Ma Yan, *Systematic Psychotherapy of TCM (SPT) Concepts, Theories and Techniques* Convegno "Shen: interculturality and psychotherapy", Vienna 10-13 giugno 2010, http://www.ipcm-vienna.at/2010/06/06/wang-weidong-systematic-psychotherapy-of-chinese-medicine/ [giugno 2013]

Schizofrenia in "Dizionario di Medicina" – Treccani www.treccani.it/enciclopedia/schizofrenia_res-604c8b17-9083-11e1-9b2f-d5ce3506d72e_(Dizionario-di-Medicina)/ [agosto 2013]

The New York Times, *Revising Book on Disorders of the Mind*, 10 febbraio 2010, http://www.nytimes.com/2010/02/10/health/10psych.html?_r=0 [agosto 2013]

Voce *Psicofarmacologia* in Enciclopedia del Novecento, Treccani (1980), http://www.treccani.it/enciclopedia/psicofarmacologia_res-949fe654-87f0-11dc-8e9d-0016357eee51_(Enciclopedia-Novecento)/ [agosto 2013]

Zou huo ru mo or "qigong deviation" https://en.wikipedia.org/wiki/Zou_huo_ru_mo_(medicine)

European Rebirthing School, *Domande frequenti- FAQ*, *http://www.rebirthing-online.it/faq.shtml* [agosto 2013]

Pagina sul maestro Tung Ying Chieh su Wikipedia,
http://en.wikipedia.org/wiki/Tung_Ying-chieh [agosto 2013]

Sito del maestro Tung Kai Ying, http://www.tungkaiying.com [agosto 2013]

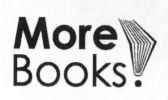
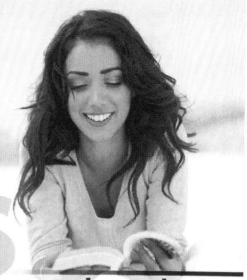

Printed in Great Britain
by Amazon